自闭谱系障碍儿童早期干预丛书（第二辑）

孤独症儿童游戏与康复

主　编　王丽英

副主编　田金来　吴　云　姚新华

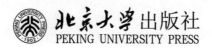
北京大学出版社
PEKING UNIVERSITY PRESS

图书在版编目 (CIP) 数据

孤独症儿童游戏与康复 / 王丽英主编 .—北京：北京大学出版社 , 2018.6
（自闭谱系障碍儿童早期干预丛书）
ISBN 978-7-301-26345-7

Ⅰ . ①孤… Ⅱ . ①王… Ⅲ . 小儿疾病 – 孤独症 – 康复训练 Ⅳ . ① R749.940.9

中国版本图书馆 CIP 数据核字 (2015) 第 229278 号

书　　　名	孤独症儿童游戏与康复
	GUDUZHENG ERTONG YOUXI YU KANGFU
著作责任者	王丽英　主编　田金来　吴　云　姚新华　副主编
责 任 编 辑	李淑方
标 准 书 号	ISBN 978-7-301-26345-7
出 版 发 行	北京大学出版社
地　　　址	北京市海淀区成府路 205 号　100871
网　　　址	http://www.pup.cn　　　新浪微博 : @ 北京大学出版社
微信公众号	科学与艺术之声（微信号：Sartspku）
电 子 信 箱	zyl@pup.pku.edu.cn
电　　　话	邮购部 62752015　发行部 62750672　编辑部 62767857
印 刷 者	河北滦县鑫华书刊印刷厂
经 销 者	新华书店
	720 毫米 ×1020 毫米　16 开本　13.5 印张　200 千字
	2018 年 6 月第 1 版　2018 年 6 月第 1 次印刷
定　　　价	42.00 元

内容简介

随着孤独症儿童数量的不断增多,国家对孤独症的诊断、评估、筛查、干预和教育活动越来越重视,人们对孤独症的关注度大大提升,对孤独症的了解也越来越深入。尽管国外在孤独症相关领域已经进行了大量的研究并取得了丰硕成果,但由于相关干预方法和评估手段比较复杂,我国在该领域还处于摸索阶段。

游戏是普通儿童日常生活和学习中经常进行的活动,既是他们积极发展必不可少的辅助,也是他们探索世界和周围环境的桥梁。对于孤独症儿童来说,游戏就显得更为重要。带有娱乐性、生活性、虚拟性和规则性的游戏是孤独症儿童了解世界、与他人接触的基础。只有符合孤独症儿童的身心发展特点、符合他们喜好的游戏才能真正吸引他们的目光,激起他们的兴趣,帮助他们真正认识并了解他们所生活的环境和世界,激发他们对世界、对他人的探索欲和好奇心,从而走出孤独的世界,进入与其他人共同生活的社会。带有虚拟性质的游戏能进一步激发孤独症儿童的想象力和创造力,让他们真正发挥自己潜在的优势能力,为世界做出贡献,规则鲜明的游戏活动能帮助孤独症儿童了解社会规则，进入社会生活，从而融入社会之中。

鉴于国家对特殊教育及孤独症儿童诊断、评估和教育干预等活动的大力扶持，本书将孤独症儿童与普通儿童的身心发展差异进行对比，进一步介绍孤独症儿童的身心发展特点，分为孤独症婴儿、幼儿、儿童和青少年四个个体发展阶段，并有针对性地为各年龄阶段提供典型的、可具体操作的游戏案例，同时对游戏目标、游戏材料、游戏过程和游戏功能进行详细说明。

本书共分四章，第一章为孤独症婴儿的游戏，第二章为孤独症幼儿的游戏，第三章为孤独症学龄儿童的游戏，第四章为孤独症青少年的游戏。其中，每章又分为两部分，第一部分在与正常儿童进行对比的基础上，阐述孤独症儿童的身心发展特点，第二部分为适合各年龄阶段孤独症儿童的游戏案例。

本书提供的游戏活动参考了国内外大量相关书籍和游戏案例，系统、简明、可操作性强，具有很强的实用性。另外，本书中与游戏配套的图片生动、形象，可以指导广大家长、教师和相关专业工作人员的具体实操活动。

前　言

本书的编写前后历经两年多的时间。在编这本书的整个过程中，我们一直处于反复修改，精益求精的状态。在即将完成编写工作之际，我们还在不断思考书中的每一句话是否恰当，每一个游戏案例是否合适，是否忽视了更加形象、生动、对孤独症儿童助益更大的游戏活动。我们希望能给孤独症儿童的家长、教师和相关专职人员描述出孤独症儿童身心发展特征的全貌，并针对各个年龄阶段提供恰当的游戏活动，以便广大读者更深入地了解孤独症儿童的发展特征并有针对性地给予干预支持。

本书中的游戏活动对环境并没有严格的要求，我们强调尊重儿童的个体差异，提倡针对每个儿童的特点灵活开展。

本书的成功编写得益于参编人员的辛勤劳动和大量付出、创意、见解。他们由高校教师、在读博士生、硕士生，以及孤独症特教机构的专职教师组成，在孤独症研究领域有着丰富的理论知识和实践探索。

本书一共四章，由王丽英主编，田金来、吴云等人参与编写。各章第一部分编写人员分别为:乔欢、宋琴、王彤文、戎瑶;第二部分编写人员分别为:孙成龙、张艳娇、吕小会、解伟华、刘博、左中源、刘源源;王丽英和田金来负责本书统稿和校对,此外,吴云也参与了一部分的校对工作。

目　　录

第一章
孤独症婴儿的游戏

从终身发展的角度来讲,0～3岁是个体生命的初始阶段,也被称为婴儿期。婴儿期是个体生长发育的第一个加速期,在这个阶段,他们的身高、体重迅速发展,认知、情绪情感、个性发展也会出现质的变化。由于在这一阶段婴儿尚不能够完全自如地表达自己的愿望,他们对他人和周围环境的认识还有很大的局限性。游戏可以使婴儿快速地认识周围的环境和新鲜事物,有助于他们身体的发育和智力的发展。

与正常婴儿相比,孤独症婴儿的发展有一些细微的不同,如果仔细观察并较早关注这些差异,有助于提早发现孤独症儿童并对其进行干预,从而提高其预后效果。

第一部分　婴儿身心发展特征

一、正常发展婴儿的身心发展特征

(一)婴儿生理的发展

生理发展是指婴儿大脑和身体在形态、结构及功能上的生长发育。生理发展直接影响并制约着婴儿心理的发展。

1. 婴儿大脑形态的发展

婴儿大脑从胚胎时期开始发育,出生时是成人脑重的25%(而这时体重只是成人体重的5%)。此后第一年内婴儿脑重增长最快,6个月时已达成人脑重的50％,36个月时他们的脑重已接近成人的脑重,此后发育渐缓。头围过小会严重影响婴儿大脑的发育,使其智力发育易出现障碍,头围过大则表明婴儿可能患有脑积水或脑畸形等脑部病变,必须尽快检查治疗。到2岁时,婴儿大脑及其各部分的相对大小和比例已基本上接近成人大脑。

2. 婴儿身体形态的发展

就身高来说,足月新生婴儿身高约为50厘米,其中,男婴比女婴略高,头胎比第二、三胎略矮,就体重来说,刚出生时,足月男婴体重为3.3～3.4千克,足月女婴体重为3.2～3.3千克。在正常喂养情况下,到5个月时婴儿体重增加1倍,12个月时增加2倍,此后速度放慢;到30个月时婴儿的体重已经达到出生时的4倍,即13千克左右。与体重相比,婴儿身高增长的速度较慢,他们的身高在第一年内增长25厘米左右,第二年内仅增长10厘米左右。有研究发现,新生儿的身高与其成年以后的身高没有密切关联。

3. 婴儿动作的发展

动作的发展是婴儿活动的前提,也是其心理发展的外在表现。婴儿动作发展有着严格的内在规律,包括从上到下、从近到远、从粗到细,是一个复杂多变而又有规律可循的动态发展系统。过去,人们认为新生婴儿柔弱无力,其主要动作仅限于一些先天的反射活动。但是近期研究发现,新生婴儿具有躲避来物、能够取物体和同步模仿与反应等能力。

（二）婴儿认知的发展

1. 婴儿感知觉的发展

（1）视觉的产生与发展

在胎儿时期,婴儿的视觉器官已基本发育成熟(13～16周眼睛能对光做出反应)。1988年,冯晓梅采用去习惯化法进行了实验研究,结果表明:80％的出生8分钟到13天的新生婴儿能分辨红色和灰色,4个月大的婴儿已经能在可见光谱上辨认各种颜色。1962年弗朗茨(Franz)的研究表明:新生婴儿能在6米处看见正常成人在60米或120米处看见的东西。1976年,玛格丽特(Margaret)等人的研究表明,婴儿在4周时视敏度发展迅速,到5～6个月时,可达到相当于视力表5.0的水平。

（2）听觉的产生与发展

婴儿对人说话的声音反应敏感。1966年,托马斯(Thomas)等人报告,当母亲从一个婴儿看不见的地方呼唤其名字时,10～12天的新生婴儿会转向母亲,而其他妇女呼唤他时,婴儿则毫无反应。1968年,巴特菲尔德(Butterfield)采用"吸吮技术"研究发现,为了能听到声音,出生24小时内的新生婴儿的吸吮时间会明显增加,而且他们能够辨别音乐与噪音。另有研究表明:婴儿偏好轻柔、旋律优美、节奏鲜明的音乐。

（3）味觉、嗅觉和触觉的发展

在出生时,婴儿的味觉已发育得相当完善,味觉在其防御反射机制中占有相当重要的地位。新生婴儿明显"偏爱"甜食,且能在品尝酸、甜、苦和白水时做出明显不同的面部表情。嗅觉器官在胎儿成形30天后即在头部发生,嗅觉结构在7～8个月形成,所以新生婴儿能对各种气味做出相应的反应。另外,婴儿能够凭口腔触觉辨别软硬不同的乳头,他们手的本能性触觉反应在刚出生时便可表现出来。

（4）空间知觉的发展

婴儿对外界事物的方位感知是以自身为中心进行定位的。刚刚出生的婴儿就具有基本的听觉定向能力,该能力是婴儿早期空间定向的主导形式。另外,新生婴儿已能对逼近物有某种初步反应,并具备原始的深度知觉。2～3个月时,他们已有了对来物的保护性闭眼反应。

（5）物体知觉的发展

婴儿在3个月时具有了分辨简单形状的能力,在8～9个月以前他们就获得了形状恒常性,且实际上的获得时间可能要更早。多年来的研究已经表明:4个月之前的婴儿就已具有了大小知觉的恒常性,6个月之前的婴儿已能辨别大小。

2. 注意的发展

0～1个月的新生儿更偏爱简单明了的图形,喜欢注视人脸;3～6个月的婴儿偏爱复杂和有意义的对象,他们喜欢看得见的和可操作的物体;6～12个月的婴儿的注意形式更复杂,不仅仅局限于视觉范畴。1岁以后,婴儿的注意时间逐渐增长,最多20～30分钟。另外,他们注意的事物也随年龄增长而逐渐增多,范围更广。

3. 记忆的发展

婴儿期是个体记忆发展的第一个高峰期,他们的机械记忆能力比较发达且具有相当大的发展潜能。婴儿的再认能力发展较早,回忆能力也有很大发展。他们的形象表征能力出现较早,在言语产生之后获得符号表征能力。此外,延迟模仿能力的出现是婴儿记忆能力逐渐走向成熟的一个标志。

4. 思维的发展

皮亚杰(Piaget)认为,9~10 个月以前的婴儿不存在解决问题行为,而近来的研究则发现:3 个月的婴儿就已具备了比较明显的问题解决能力。他们可以协调手、眼的感知-运动图式以便拉动绳子使摇篮上方的拨浪鼓发出自己感兴趣的"咕咚咕咚"声。9~10 或 12 个月的婴儿产生了为达到某一特定结果而选择方法的初步计划行为,12~18 个月的婴儿解决问题的策略仍比较简单,他们只能进行尝试并根据外显的(实际结果)动作来判断这种方法的有效性。18~24 个月时,婴儿可以运用心理表象来解决问题。

(三) 婴儿语言的发展

0~12 个月时,婴儿会出现咿呀学语、非语言性声音和姿态交流等现象,即前语言现象或前语言行为;1~1.5 岁为单词句时期(理解言语阶段),婴儿往往用一个词代表一个句子;1.5~2 岁为简单句时期,他们词汇量迅速增加,能说出不完整的双词句或多词句

7

（电报句）;2～3岁是掌握语法的关键期,婴儿的简单句日渐完善,复合句开始出现;3岁时,婴儿已基本上掌握了母语的语法规则系统。

（四）婴儿的情绪和气质的发展

婴儿的情绪发展分为三个阶段:第一阶段（出生到1个月内）,新生儿具有一系列基本的情绪,包括感兴趣、痛苦、厌恶和快乐的面部表情;第二阶段（出生1～7个月）,婴儿开始表现出其他基本情绪,如愤怒、悲伤、欢乐、惊讶和害怕等;第三阶段（出生6个月以后）,婴儿会表现出惊奇、害羞和嫉妒的情绪。

心理学家根据婴儿的运动水平与程度,睡眠、饮食、排泄等行为的规律性,对陌生人或新刺激的反应,对环境变化的适应性,引起应答反应的强度,情绪积极与消极,从事活动的持久性,注意力受外界刺激改变行为的程度和对刺激的敏感性这九个方面所表现出来的不同行为,将婴儿的气质分为四种类型。第一类是容易抚育型（40%）,这些婴儿的饮食和睡眠习惯很有规律,很容易适应新的时间表、食物和人,且他们的情绪反应温和、积极,醒后常笑,显得很愉快。第二类是缓慢型（15%）,这些婴儿在第一次遭遇到新经验时总要退缩,他们适应较慢,看起来总是比较消极,同时活动水平也较低。第三类是难以抚育型（10%）,这些婴儿在睡眠和饮食习惯方面相当不规律,很久才能适应新的环境,情绪反应强烈,心境相当消极,容易表现出不寻常的紧张反应,如大声哭叫、暴躁等。第四类是混合型（35％），即混合表现以上三种类型的。

（五）婴儿社会性的发展

依恋是婴儿与主要抚养者（通常是母亲）间最初的社会性联结，也是其情感社会化的重要标志。依恋通常表现为将自己的多种行为，如微笑、咿呀学语、哭叫、注视、依偎、追踪、拥抱等都指向母亲。他们最喜欢同母亲在一起，与母亲接近会使婴儿感到最大的舒适、愉快，在母亲身边能使婴儿得到最大的安慰，同母亲分离则会使他们感到最大的痛苦。另外，在前3年里，虽然婴儿主要与其父母交往，但事实上他们也已开始了同伴间的相互交往，并在与同伴的交往过程中显现出他们在社交方式和社会接受性方面的差异。同时，随着婴儿认知能力的提高和活动范围的扩大，他们与同伴交往的时间越来越长，交往频率越来越高，同伴交往在其生活中所占的比重越来越大。

二、孤独症婴儿的身心发展特征

虽然目前对孤独症婴儿的诊断还局限在18个月以后，但是如果仔细观察我们会发现，孤独症婴儿与正常发展婴儿在一些细节方面存在明显的差异，孤独症婴儿具有发展特殊性。

（一）孤独症婴儿的生理发展

孤独症婴儿的身高、体重跟正常发展婴儿几乎没有差异。但是，从出生后6个月起，孤独症婴儿的脑电波就开始呈现出特异性。在观看不同人脸的照片时，疑似孤独症婴儿的脑电波变化很大，已经确诊的孤独症婴儿的脑电波却无明显变化。

（二）孤独症婴儿认知的发展

研究者们发现孤独症婴儿的注意特征如下。

1.敏感与迟钝同时存在。这主要表现在，他们对视觉刺激过分敏感，而对听觉刺激往往不大敏感。

2.过度选择与无视刺激兼而有之。1989年弗里斯（Frese）在研究中发现，孤独症婴儿只对自己有兴趣的刺激加以注意，而对其他刺激则漠然以对，另外，他们更倾向于注意细微处而忽视事物的整体。凯斯内（Caithness）等在1994年提出，孤独症婴儿在注意转移时有显著困难。1996年道森在此基础上进一步提出，与其说孤独症婴儿是注意转移有困难，不如说他们是只将自己的注意集中在那些细小物体上。

另有研究显示，孤独症婴儿的优势记忆与劣势记忆并存。他们在机械记忆和视觉记忆方面都具有很强的优势，如他们对列车时刻表能倒背如流，家里物品放置的位置稍有变动便能觉察等。鲍彻（Boucer）的研究表明，孤独症婴儿的记忆特征中，有"新近性"效果，即他们对新材料的短期记忆能力较强，而要对以前的记忆材料进行编码记忆时，则显得困难重重。在这一点上，孤独症个体与健忘症患者有相似之处。1995年，金格（Zinger）和道森（Dawson）在对孤独症婴儿的分类能力进行研究时发现，即使是新材料，他们也难以用编码的方式对事物的共性加以概括，即难以形成"单一总括表象"

(single summary representation)。由此,我们可推知孤独症个体从婴儿期开始就对社会信息的处理力不从心,他们难以根据社会性信息的规则行事。

（三）孤独症婴儿语言的发展

孤独症婴儿均会表现出语言发育的滞后,可具体表现为语言理解异常和躯体语言落后。他们不会应要求指点或出示物体(如玩具等),不会通过表情、手势表达自己的需要,不会咿呀学语,但其"不会"的程度有差异。除此之外,孤独症婴儿往往表现出对他人语言的毫不理会,特别是大声叫其名字时,他们常会听而不闻。因而人们经常会认为这些婴儿可能存在听力异常。

另外,孤独症婴儿在理解和使用语言时具有如下特征。

1. 在会话中,他们所使用的词汇很有限,不能使用全部学过的词汇。

2. 使用代名词时总是出现反语,如把"你"说成"我"。

（四）孤独症婴儿情绪的发展

我们在前文已经介绍过正常发展婴儿的情绪发展。父母和教师要仔细观察婴儿的情绪变化,一般来讲,如果6个月大的婴儿还不会微笑,对他人的触摸没有反应,发生了一些事情时,他们没有表现出高兴、咯咯大笑,也没有哇哇大哭;1岁的婴儿对自己的名字没有反应,对其他人、事、物也没有兴趣,父母就要当心了,这可能是孤独症的前兆。

（五）孤独症婴儿的社会性发展

虽然人们对孤独症婴儿的早期表现还没有完全了解,但研究者一致认为,社交中不同含义的眼神已经成为判断 2 岁以上儿童是否患有孤独症的依据,稍大一点的孤独症婴儿会躲避目光接触。

社交障碍是孤独症的核心症状。孤独症婴儿常一人独处,既不愿看别人,也不会对母亲和其他亲人表示依恋,同时,他们对陌生人的爱抚表现得无所谓,不会拒绝,也不会产生不安。孤独症婴儿不爱哭也不爱笑,随着年龄的增长,其孤独的症状也就愈加明显,对亲人不亲,如父母回家他们不会表示欢迎,父母离去他们也不啼哭。孤独症婴儿对陌生人不陌生,可随随便便地让陌生人领走。他们不参加任何群体活动,也不会玩扮演游戏,甚至不会玩布娃娃、"开汽车"等游戏。有时父母与孤独症婴儿讲话,他似听非听,毫无反应,好像耳聋一样。一般来说,这类社会交往问题在婴儿后期或 3 岁以后更为明显。

第二部分　孤独症婴儿的游戏活动

在本章中,针对正常婴儿的身心发展特征和孤独症婴儿的特殊性,我们设计了 24 个游戏活动,这些游戏活动涉及孩子的认知、语言、动作、情绪和社会性等方面。

1. 游戏名称:快乐撕纸。

游戏准备:报纸、杂志、海报、传单。

游戏场所:室内。

游戏规则：在丢弃"过期报纸和杂志、各种海报和传单"之前，先让孩子尽情畅快地将其撕成一块块、一条条或者一片片。父母在婴儿撕纸的时候可以用声音来刺激他们的动作。

游戏目标：发展婴儿的手部动作技能，锻炼他们手指的精细动作能力。

游戏功能：训练婴儿的手指灵活性和力量。

游戏评价：撕纸不但能够让婴儿体验到双手相互对抗和协作的感觉，强化他们对自己手指的感知和操控能力，还可以培养他们的创造性，当婴儿新奇地发现通过自己的手能够完全改变事物的形态时，这种成就感会让他们乐此不疲。

游戏小贴士：游戏开始前要跟婴儿讲明纸的用途，哪些纸可以撕，哪些纸是有用的，不能撕；游戏过程中不要干扰他们的活动，要让他们自由地创造，鼓励他们使用各种方法撕出各种形状；游戏结束后让婴儿自己描述游戏成果，鼓励其创造性表现，并提醒他们要自己收拾好纸屑，清理现场。

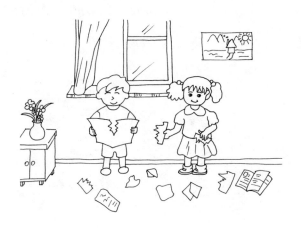

2. **游戏名称**:搭积木。

游戏准备:整套积木。

游戏场所:室内。

游戏规则:把积木给婴儿任意搭建。

游戏目标:发展婴儿的空间感,增强其想象力,加深他们对积木的颜色、积木碰撞的声音的认识。

游戏功能:训练婴儿的动手操作能力,培养他们对颜色、声音的敏感性。

游戏评价:由于积木是素材玩具,单独一块积木能够表征的物体有限,只有当这些积木被组合起来时才能表征更多物体。所以,搭积木能为婴儿提供广阔的想象天地,可有力地促进他们创造性思维的发展,培养他们的创造能力。同时,在拼搭积木的过程中,也锻炼了婴儿的眼手协调性和灵活性。共同搭建积木的集体活动还能使婴儿形成良好的集体感和合作意识,增进有关空间感方面的知识,提高艺术创造能力。

游戏小贴士:由于婴儿年龄较小,容易在家长不在的情况下误吞小体积的积木,所以要购买体积较大的积木。在游戏时,家长要注意观察婴儿的表现并及时给予鼓励。

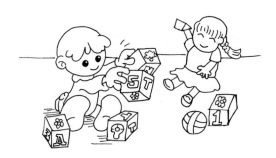

3. **游戏名称**：画画画。

游戏准备：白纸若干张、彩笔。

游戏场所：室内。

游戏规则：婴儿可以在纸上用自己喜欢的颜色尽情地绘画。

游戏目标：增强婴儿的颜色识别能力，培养其想象力，促进其形象思维能力的发展。

游戏功能：增强婴儿对颜色的认识和理解，培养其想象力。

游戏评价：画画对婴儿的益处非常多，可以锻炼他们的观察力，培养他们的想象力、创造能力和耐心等。

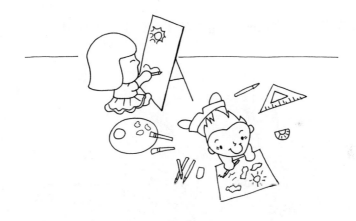

4. **游戏名称**：玩具房共享。

游戏准备：一个装满玩具的玩具房。

游戏场所：室内。

游戏规则：将婴儿带到有其他孩子在的玩具房中，他们可以随便挑选玩具玩耍，可以看别人玩游戏，也可以和别人一起玩游戏。

家长不要影响或强制他们玩哪种玩具,要随着他们的兴趣,任其挑选。

游戏目标:培养婴儿与人分享和合作的意识,促进他们观察能力的发展。

游戏功能:使婴儿体会分享和合作的乐趣,发展其观察能力。

游戏评价:分享是婴儿在交往过程中要逐渐培养的意识。"玩具房共享"会使他们体会到分享的乐趣,对他们交朋友和儿童后期的友谊发展有很大帮助。

游戏小贴士:刚进到游戏房看到那么多玩具,婴儿很可能认为都是自己的,对于别的小朋友拿玩具玩的行为,可能会有哭闹等表现,家长或者老师要适时地给予引导。

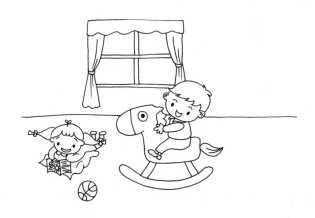

5. **游戏名称**:自由活动时间。

游戏准备:无。

游戏场所:适合活动的空地或教室。

游戏规则:安排一个自由活动时间,把婴儿带到一个有休息场所和玩具的房间或区域中,让他们自由活动,可以休息,也可以玩耍。

游戏目标:培养婴儿的独立性。

游戏功能:激发婴儿的好奇心,培养他们的独立性和自主意识。

游戏评价:自由探索是婴儿迈向世界、认识周围环境的第一步,此游戏对培养婴儿的独立实践和探索欲望有很大帮助。

游戏小贴士:最好是成人在一旁关注婴儿的表现,不刻意引起婴儿注意,确保婴儿的安全。

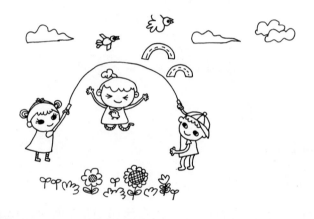

6. **游戏名称**:亲子搭积木。

游戏准备:整套积木。

游戏场所:室内。

游戏规则:家长摆积木,尽量摆成各种能引起婴儿兴趣的形状。

游戏目标:培养婴儿的动手操作能力。

游戏功能:引导婴儿提高动手操作能力,增进亲子情感。

游戏评价:亲子沟通与互动是父母与子女关系的基础,家长与孩子一起搭积木可以加深亲子依恋、加强亲子沟通,使家长更了解婴儿的成长状况。

游戏小贴士:在婴儿自己摆不出图形,只是乱玩时,家长可以引导他们模仿,但不要刻意去教婴儿应该怎么做,要尊重他们的意愿。

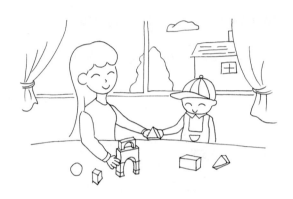

7. **游戏名称**:拍手。

游戏准备:无。

游戏场所:室内。

游戏规则:家长或教师先给儿童示范,两人面对面坐着,边念儿歌边拍手:"拍手心,拍手背"(各自拍手心两下,手背两下),"拍拍肩,拍拍腿"(拍肩两下,拍腿两下),"你也拍,我也拍"(自拍一下,两人右手相拍一下,又自拍一下,左手相拍一下),"我们俩人乐呵呵"(自拍一下,两人双手对拍一下,反复两次)。然后,婴儿之间可以自己进行游戏,家长或教师辅助。

游戏目标:培养婴儿的合作意识。

游戏功能：练习婴儿的表达能力、边说边做的能力，提高手、眼、语言的协调能力。

游戏评价：此游戏简便易行，无须过多准备，且能培养合作意识。

游戏小贴士：合作游戏是婴儿与其他同伴共同完成一件事情，是联合游戏的基础，此游戏可以培养婴儿的合作意识。

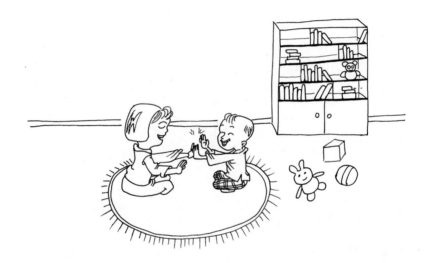

8. 游戏名称：杯下寻物。

游戏准备：两个以上的杯子、小袋儿童食物。

游戏场所：室内。

游戏规则：根据婴儿能力放置两个以上的杯子，然后在婴儿可以注意到的情况下，把好吃的食物放到杯子里，扣上杯子然后变换杯子位置，再让其寻找食物在哪个杯子里。

游戏目标：培养婴儿认知事物的"客体永久性"。

游戏功能：发展婴儿的视觉追踪能力，加强他们物品恒存的概念，同时提高他们的自我控制能力。

游戏评价：对处于前运算阶段的婴儿来说，让他们寻找在自己眼前消失的东西可以促进其对周围世界的进一步理解。

游戏小贴士：此游戏可转换为各种躲猫猫游戏。

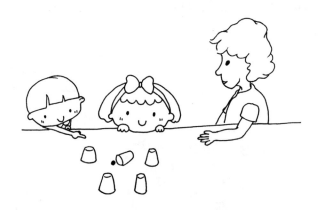

9．**游戏名称**：空中画圆。

游戏准备：将婴儿放在小车内或者床上，让其双臂支撑身体，抬头挺胸，眼看前方。

游戏场所：家里。

游戏规则：母亲在婴儿面前拿玩具站立，用手中的玩具或婴儿的乳名引逗婴儿。如果婴儿抬头注视，则将玩具按向右—向下—向左—向上的顺序画圆，然后再反方向画圆。如果婴儿视力能追随玩具则继续进行，如果婴儿不想追踪或不高兴了，就先哄一哄，等他们高兴了再重复之前的游戏。

游戏目标:培养婴儿"方向感"意识。

游戏功能:提高颈部、眼球转动的灵活性,提高婴儿的注意转移能力,发展孩子的空间运动知觉。

游戏评价:此游戏可以训练婴儿的左右协调能力、训练大脑的平衡感。

游戏小贴士:母亲在婴儿头前画圆,要一边引导一边画,等婴儿眼睛追逐到玩具后再继续画。母子俩抓着玩具左右晃动的时候,婴儿可以由父亲抱着,这样会比较安全。父母要坚持让婴儿得到抬头、转头的训练,并及时给予婴儿奖励。另外,可以把玩具换成奶瓶或电动玩具。

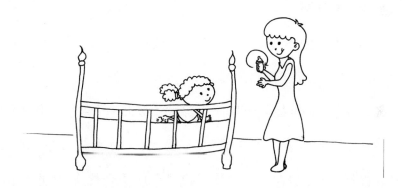

10. **游戏名称**:儿歌"拉大锯"。

游戏准备:母子对坐在床上或地毯上,听着音乐。

游戏场所:家里。

游戏规则:母子对坐在床上或地毯上,母亲两腿分开约100°角,婴儿坐在母亲两腿之间,两脚分别蹬在母亲两腿内侧。然后母亲拉着婴儿的两手,推送婴儿身体向后倒使婴儿身体成后仰姿态,并伴随儿歌"拉大锯",然后拉着婴儿回到坐着的状态,继而向前倾,母亲要拉着婴儿重复做动作,直到儿歌唱完。过程中应伴有鼓励性的语言或动作。

游戏目标:发展婴儿腰部和颈部的肌肉力量和柔韧性,为婴儿尽快学会坐、站立、行走打好基础,增进婴儿与母亲之间的依恋。

游戏功能:训练婴儿的平衡能力,增强其腰、颈、手臂的肌肉力量。

游戏评价:此游戏可以促进婴儿与父母间的亲子沟通,加强亲子联系。

游戏小贴士:

(1) 母子坐距不要太远,婴儿两脚蹬在母亲两大腿内侧以利坐起,并且两脚不会往前滑。

(2) 每次后仰前屈或坐起时,母亲要给婴儿一个笑脸或其他奖励。

(3) 母亲的两手用力要柔和,不要太快,特别是做婴儿后倒动作时要慢慢往后送,在婴儿身体后边可以放一个枕头,防止受伤。

(4) 此游戏适合有一定颈部力量的婴儿。

游戏变化:

婴儿仰卧起坐,母亲用右手按住婴儿的两条腿,左手伸进婴儿后背部,推婴儿上体成坐姿,在仰卧起坐的过程中可以让婴儿用头碰一下吊起的气球,以提高婴儿对游戏的兴趣。

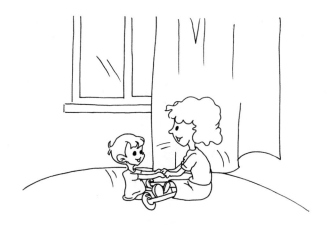

11. **游戏名称**:挑彩球。

游戏准备:在一个空场地上放一个大的塑料桶,桶内盛着多种颜色的球,同一颜色的彩球数量相等;小筐多个;秒表一块;参赛婴儿人数应与球的颜色种类相等。参加游戏的婴儿站在塑料桶周围,由教师担任裁判员。

游戏场所:幼儿园或早教机构的空场地。

游戏规则:教师先分配好每位参赛者需要挑选的球的颜色,再宣布开始。婴儿要在塑料桶内两手翻找自己所需颜色的球,然后把球放在自己的小筐内。两分钟后由教师记录下来每人挑的球数,挑选彩球数量多者名次靠前,如果挑错颜色,不但不计数还要在总球数中减去挑错的小球数。

游戏目标:培养婴儿晚期的观察能力。

游戏功能:发展婴儿两眼协作观察物体的能力,提高婴儿的运动能力。

游戏评价:此游戏可以培养婴儿两眼协作观察物体的能力,进一步提高婴儿观察能力,激发好奇心。

游戏小贴士:

(1)挑选彩球数量多者名次靠前。

(2)桶内各色球的数量相等。

(3)球的大小应该与参赛者相适应。

(4)本游戏适合2.5～3岁的婴儿。

游戏变化:可以根据年龄调整小筐与塑料桶的距离,设置合适的路障,提高婴儿的运动能力和协调能力。

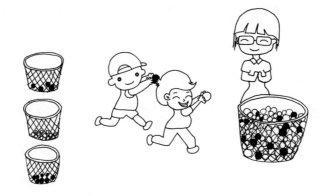

12. 游戏名称:坐下起立。

游戏准备:让婴儿坐在小凳子上,妈妈拿着婴儿喜欢的食物或者玩具站在前面。

游戏规则:妈妈高举食物、玩具引导孩子站起,孩子站起时,妈妈把玩具奖励给他,然后让孩子坐下,妈妈再次将孩子爱吃的食物举到孩子头上,孩子发现后,又站起来拿食物,妈妈又将食物奖励给他,如此反复多次。

游戏目标:提高婴儿的运动能力。

游戏功能:训练婴儿发展下肢力量以控制身体重心的平衡能力,促进婴儿早日学会坐下起立动作,提高他们运动的稳定性,培养他们左脑思考及右脑学习的能力。

游戏评价:此游戏可以训练婴儿的身体协调性与灵活性。

游戏小贴士:

(1)如果婴儿独立完成坐下起立动作有困难,父母可以提供帮助。

(2)妈妈要想办法引导婴儿多次完成坐下起立动作。

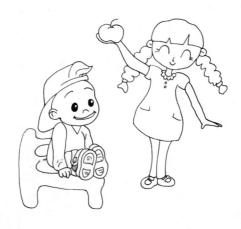

13.**游戏名称:**小碗倒沙土。

游戏准备:一堆沙子、一个小铲子、两个小碗,婴儿需坐或跪在沙滩上。

游戏场所:沙滩。

游戏规则:妈妈给婴儿边讲边演示,右手拿起一个碗,左手拿小铲子将沙子铲起,装在右手的碗内,将碗装满后,左手拿起一个碗,将右手碗里的沙子倒入左手的碗内。左右手交替重复若干次。如某次倒在碗外边的沙子很少或者没有倒在外面时,妈妈要及时给予表扬。

游戏目标:发展婴儿两手拿物的灵活性、准确性,促进他们的手眼协调能力。

游戏功能:提高婴儿手部运动能力和协调能力。

游戏评价:此游戏可以增强婴儿双手运动的协调性,促进婴儿动手操作能力发展。

游戏小贴士:

(1)在户外玩时,注意风向,小心迷眼。

(2)游戏分两步:第一步将沙子铲起来倒进碗内,第二步两碗交替倒沙,直至左右手能准确地将沙子倒入碗内。

(3)也可改为倒水。

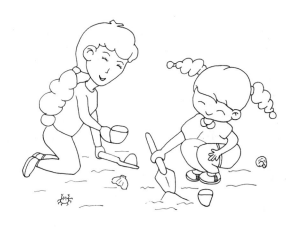

14. **游戏名称**：救命游戏。

游戏准备：小泳池、救生衣。

游戏场所：泳池。

游戏规则：该游戏适用于可以在水中活动的婴儿。成人将婴儿放入泳池，并使得他们稍稍远离泳池边缘。成人问婴儿："你能靠你自己的力量游到泳池边吗？""你现在想试试吗？"如果婴儿对这两个问题的回答是肯定的，成人就可以说："准备好了吗？我数到 3 的时候你就要靠你自己游到泳池边来。准备——1,2,3——救你自己！"当婴儿游到泳池边后成人要充分地表扬他："你做到了！"除了口头表扬之外，还可以伴随一些肢体表扬，例如，摸头、拥抱、抛向空中等。

游戏目标：培养婴儿的独立意识和安全感。

游戏功能：培养婴儿的独立感和对安全的意识、想象力。在真实的危险情况下，如果他们发现自己独立一人，并且曾在游戏中做过练习，那么他们很少会陷入恐慌。在泳池里穿着救生衣时，孩子们会知道他们是独立的，给他们机会练习面对假设的危险状况并让他们靠自己的力量脱离危险，体验自信感。

游戏评价：此游戏可培养婴儿的独立意识和探索环境的欲望。

游戏小贴士：随着时间的推移，可以逐步增加婴儿与泳池边缘的距离，或者可以让两个或两个以上婴儿同时进行这个游戏，互为榜样，让他们体验到榜样的力量。需要提醒的是，游戏过程中注意安全。

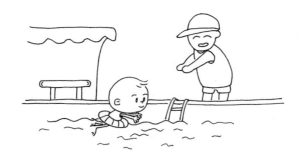

15. **游戏名称**：鲨鱼袭击。

游戏准备：小泳池、救生衣。

游戏规则：一名成人将婴儿带入泳池中，跟婴儿一起扮演小鱼。另一名成人用道具假装成鲨鱼，也进入泳池中。"鲨鱼"对婴儿说："我要吃了你，你还不快跑！""小鱼"假装很害怕，扮演"小鱼"的成人带着水里的婴儿远离"鲨鱼"逃命。他们要一直逃，并不时回头看"鲨鱼"是否追来了，直到"鲨鱼"追上了他们，然后逗一逗孩子或假装要"吃"了他们。接下来，"鲨鱼"与"小鱼"转换角色，然后按上述方式继续游戏。如果成人通过挥动手臂并大喊"救命"来夸大恐惧，那么这对婴儿来说是更形象的。

游戏目标：训练婴儿的联合注意能力。

游戏功能：促进婴儿注意转移能力的发展。

游戏评价：此游戏可以促进婴儿的联合注意，培养婴儿对继发事件的理解和假想能力，帮助他们克服恐惧感。

游戏小贴士：

（1）如果婴儿确实很害怕，可以加快游戏节奏，使婴儿更快地获得奖励，获得安全感。

（2）对婴儿来说假扮鲨鱼存在困难，一张鲨鱼照片能帮助他们达到这一目的，之后，逐步减少直至不需要照片和道具的帮助。

（3）如果鲨鱼太可怕，可以换一个温和的动物。

（4）游戏变化：持续延长追捕时间，进一步增加游戏的趣味性。可以在游戏里加入其他人，他们可以扮演其他小鱼躲在成人后面寻求帮助、逃命或者是帮助"鲨鱼"追捕。

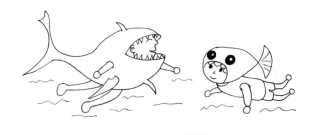

16. **游戏名称**：小手小手变变变。

游戏准备：无。

游戏场所：家庭。

游戏规则：

(1)爸爸妈妈和婴儿都把手藏在各自身体的后面。

(2)爸爸妈妈和婴儿一起说："小手小手藏起来，小手小手变变变！"

（3）每次都鼓励婴儿变出不一样的动作,如变成一把枪、一只小狗、数字八、小兔的耳朵、一个三角形等。爸爸妈妈和婴儿还可以相互学习各自的动作。

游戏目标:锻炼婴儿小肌肉的协调与灵活性,训练他们的思维流畅性和灵活性。

游戏功能:增进亲子感情。

游戏评价:此游戏可以进一步加强父母与婴儿的亲子关系,激发婴儿的创造力发展。

游戏小贴士:说最后一个"变"字的时候,小手一定要做出动作来。

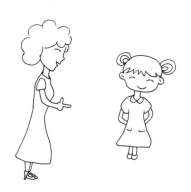

17.**游戏名称**:小青蛙跳荷叶。

游戏准备:用马甲袋做荷叶,用小毛绒玩具做害虫,一个篮子。

游戏场所:空地。

游戏规则:

（1）妈妈把荷叶一张一张铺开放在地上,对婴儿说:"春天来了,池塘里出现一些害虫,我们变成小青蛙去吃掉害虫,好不好?"

(2) 妈妈和婴儿一起说:"小青蛙,本领大,跳跳跳,呱呱呱。"

(3) 青蛙妈妈带青蛙宝宝跳到荷叶上,一次捉一只害虫,然后返回去。

(4) 青蛙妈妈说:"现在宝宝长大了,自己去捉害虫吧,妈妈在家等你。"

(5) 妈妈可以根据婴儿的活动情况,适当改变荷叶与荷叶之间的距离。

游戏目标:培养婴儿的跳跃能力。

游戏功能:学习单脚跳、双脚跳和有一定距离的跳,尝试各种跳法。

游戏评价:此游戏可训练婴儿腿部肌肉的力量,发展其弹跳能力。

游戏小贴士:一次只能捉一只害虫,只能跳,双脚要落在荷叶上。本游戏适合 2～3 岁已经具备跳跃能力的婴儿。

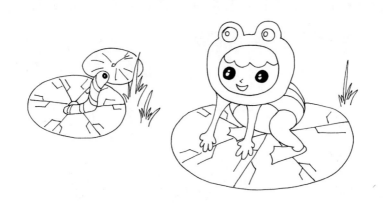

18. **游戏名称**：钻洞洞。

游戏准备：一个小球。

游戏场所：空地。

游戏规则：

（1）爸爸妈妈和婴儿一起说："小手小手拍拍，小脚小脚跳跳，小腰小腰扭扭，膝盖蹲一蹲，脑袋点一点，请让我的身体动起来。"接着做热身运动。

（2）做个小洞洞。爸爸妈妈鼓励婴儿用手臂和身体做洞洞，每次做出不一样的洞洞，能让爸爸妈妈手中的小球穿过。

（3）做个大洞洞。爸爸妈妈尝试用身体做大洞洞，能够让宝宝从这个洞洞中穿过。

游戏目标：训练婴儿的身体协调能力和观察能力。

游戏功能：尝试用自己的身体做各种动作，发展身体的韧性。

游戏评价：此游戏可培养婴儿创造性，激发其好奇心和探索环境的愿望。

游戏小贴士：每次都要利用身体的不同部位变出洞洞，变出的洞洞大小要足以让小球或婴儿穿过。

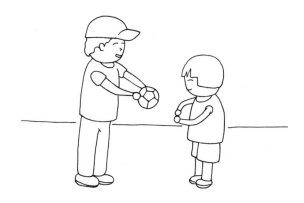

19. 游戏名称：揪尾巴。

游戏准备：3 根长 50～60 厘米的彩色纸带。

游戏场所：活动室或室外空地。

游戏规则：

(1) 爸爸妈妈和婴儿各自把彩色纸带塞在裤子后做尾巴。

(2) 爸爸妈妈边跑边引导婴儿揪爸爸妈妈塞在裤子后面的"尾巴"。

(3) 引导婴儿边跑边让爸爸妈妈揪婴儿后面的"尾巴"。

游戏目标：训练婴儿的抓握反应能力。

游戏功能：发展婴儿的腿部力量，培养其腿部运动能力。

游戏评价：此游戏可以增强亲子沟通，为父母与子女相处提供更有趣的方式。

游戏小贴士：被揪到"尾巴"后，要马上去揪对方的"尾巴"。

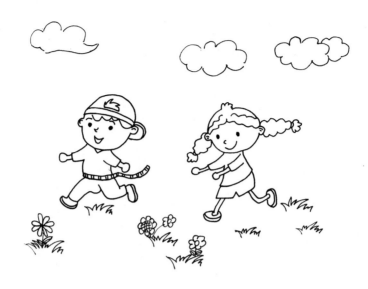

20. **游戏名称**：送水车。

游戏准备：一只废旧纸箱或周转箱、2～4瓶矿泉水、一根绳子。

游戏场所：活动室或室外空地。

游戏规则：

（1）爸爸妈妈说："天气热了，我们去动物园给小动物送水喝吧。"

（2）带婴儿一起，用手拉着纸箱到处走走跑跑，绕开障碍物。

（3）婴儿一个人用手拉着纸箱运水，当回到起点时，爸爸妈妈给纸箱里增加矿泉水。

游戏目标：增强婴儿的手臂力量，提高运动能力。

游戏功能：锻炼手臂力量和灵活避开障碍物的反应能力，每次往纸箱里增加一瓶矿泉水，逐渐增加纸箱的重量。

游戏评价：此游戏可以发展婴儿灵活控制物体的能力。

游戏小贴士：如果纸箱在运的过程中碰到了障碍物，就要回到起点重新出发。

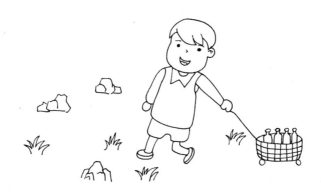

21．游戏名称：叠衣放衣。

游戏准备：一些没叠的衣服。

游戏场所：家庭。

游戏规则：

（1）按家庭成员分类放衣。妈妈将晾干的衣服收起来放在床上，让婴儿认识每件衣服是谁的，然后让他将爸爸的衣服放在床头的一端，将妈妈的衣服放在另一端，将自己的衣服放在床的中间。放对了给予表扬，放错了让他仔细观察后再放，直到放对为止。

（2）按物品分类折叠衣服。妈妈说："我们一起来叠衣服好吗？我说叠什么，你就找出来叠好。"接着，妈妈说："叠袜子，先叠你自己的，再叠妈妈的，最后叠爸爸的。"如果婴儿不会叠，妈妈可以先示范。叠好袜子后，以同样的方式教他叠短裤、上衣。

（3）分类存放。妈妈先让婴儿将自己的衣服分类存放在自己的衣柜内,将袜子、裤子、上衣等分类放好,再和妈妈一起将妈妈的衣服分类放好,最后放爸爸的衣服。放完后称赞婴儿的小手真能干,能学会做许多事,使他体会到自豪感,愿意继续学习单独操作,愿意经常练习。动作熟练后再进一步要求他叠得整齐,放得正确。

游戏目标:培养婴儿的生活自理能力。

游戏功能:锻炼婴儿的自理能力,学会将衣服分类存放,养成良好的生活习惯,增强其物品分类能力。

游戏评价:此游戏可以培养婴儿的自主意识,提高其生活自理能力。

游戏小贴士:收拾衣服是家庭中经常要做的事情。在未玩此游戏前,妈妈应有意识地让婴儿帮忙一起收拾晾干的衣服,并让他们观察妈妈叠衣服及存放衣服的过程,以引起他们叠衣放衣的兴趣,然后再玩此游戏。开始玩游戏时,衣服的种类不宜过多,以免婴儿分不清,以后可以逐渐增多。本游戏适合2～3岁有一定自理能力的婴儿。

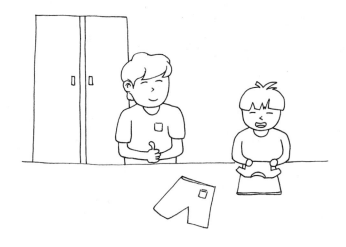

22. **游戏名称**:踏板行走。

游戏准备:两块比婴儿的脚稍大一些的硬泡沫塑料板或木板、绳子。

游戏场所:室内或室外空地。

游戏规则:游戏前,将绳子穿过塑料板两端的小洞(若用木板,可在木板左右两侧各钻一个洞,然后将绳子从洞中穿出),绳子的长度如图所示。绳子的两端打成结。游戏时,让婴儿两脚各踏在一块板上,两手各拉一根绳子。用右手拉绳提起右脚,向前走一步,再用左手拉绳提起左脚,向前走一步,左右两手轮换拉绳,分别提起左右两脚,轮换踏板向前行走。

游戏目标:培养婴儿的身体平衡能力和手脚协调走路的能力。

游戏功能:训练婴儿踏板行走,保持身体平衡,锻炼手、脚动作协调一致。

游戏评价:此游戏可以训练婴儿协调能力和平衡感的发展。

游戏小贴士:开始教婴儿踏板行走时,可以慢一些,走一步停一下,等练习熟练后,再教他们两脚协调轮换行走。

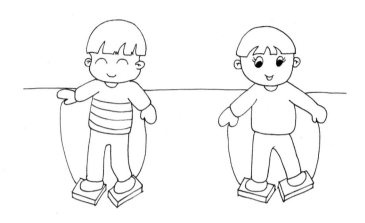

23. **游戏名称**:扮演成人。

游戏准备:为婴儿准备一些扮演成人活动能用得着的物品及玩具。

游戏规则:可以进行以下几种模仿游戏。

娃娃家:扮演爸爸或妈妈,将娃娃当成自己的孩子,为娃娃烧饭、喂饭、洗脸、洗澡、洗衣,抱娃娃出去玩,陪娃娃睡觉等。因此,要为游戏准备烧饭的锅、炉子、餐具、清洁用具、小推车、床以及被褥等玩具及物品。

医院:扮演医生为娃娃看病,要为游戏准备针筒、听诊器、纱布、棉球、塑料瓶等,可以用废旧物自制游戏材料。

商店:扮演售货员卖商品给顾客(可由父母或其他家人扮演)。可用纸制成游戏用的钱,家中的盒、罐、瓶、水果、糖果、玩具等都可以作为商品进行游戏。

幼儿园亲子班:扮演教师教小朋友画图画、唱歌、跳舞、讲故事、做游戏等。可准备纸、笔、玩具小钢琴、小黑板、图书等幼儿园亲子班教学及游戏用的物品,请爸爸和妈妈扮演小朋友跟老师学习。

游戏目标:通过模仿成人生活中的各种活动,发展想象力,并获得社会生活中的经验。

游戏功能:训练婴儿模仿能力和动手操作能力。

游戏评价:此游戏可以激发婴儿对他人的好奇心,促进其观察能力和模仿能力的进一步发展。

游戏小贴士:婴儿最喜欢模仿的成年人是他在日常生活中经常接触到的重要人员。如果家庭中注意提供一些能进行模仿游戏的物品、玩具及其他各种材料,而这些东西又是婴儿能经常拿得到的,就能使婴儿有较多的机会主动运用这些东西进行某些模仿活动。父母和家人的任务是支持婴儿进行模仿游戏,同时参与到游戏中去配合他。

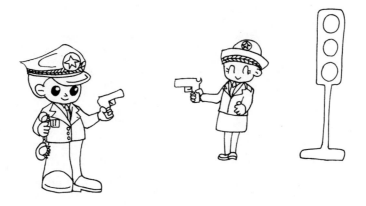

24. **游戏名称**:跟"我"一起爬。

游戏准备:欢快的音乐。

游戏场所:家庭、幼儿园。

游戏规则:成人播放比较欢快的音乐,婴儿在游戏场地尽情地爬,成人营造气氛,让婴儿相互追逐。

游戏目标:锻炼婴儿的肢体灵活性、培养对音乐的敏感性。

游戏功能:增强婴儿协调运动的能力,发展四肢肌肉力量,增强他们和其他小朋友玩的兴趣,促进婴儿人际交往能力的发展。

游戏评价:婴儿伴随着音乐自由爬行,既增加了对音乐的感受能力,也提高了他们的肢体灵活性,促进对愉悦情绪的感受力。

游戏小贴士:场地要宽阔,音乐要适合婴儿。在爬行嬉戏的过程中要注意安全。

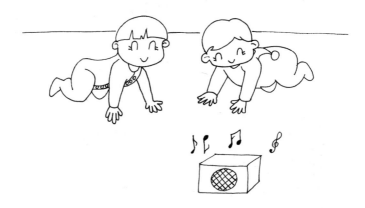

第二章
孤独症幼儿的游戏

3～6 岁是个体身心发展的关键期,我们一般称之为学龄前期或幼儿期。在此阶段,幼儿的身体和心理飞速发展,具体形象思维在他们的思维活动中占主导地位,具有自我中心性特点。游戏是这一时期幼儿的主导活动,同时,他们的个性倾向性开始形成。这个时期,孤独症幼儿与正常发展幼儿的特征差异开始显现。

第一部分　幼儿身心发展特征

一、正常发展幼儿的身心发展特征

（一）幼儿生理的发展

在 3～6 岁这个阶段,幼儿身高和体重的发展速度逐渐慢下来,他们的身高每年大概增长 4～7 厘米,体重每年增加 4 千克左右。由于骨骼、肌肉系统的发展和大脑控制、调节能力的增强,幼儿能够整体掌握粗大动作和一些精细动作。由于身体各器官和系统的功能进一步发展,他们的身体比 2～3 岁的婴儿显得更健壮,体力也明显增强。幼儿的机体免疫能力有所提高,因此,他们感染疾病的概率明显降低。此外,由于脑功能趋于成熟,神经系统的兴奋和抑制水平都有了较大提高,幼儿不像以前那么容易疲劳,他们能积极并集中精力地参加各种活动,且持续时间也较之前延长。

（二）幼儿认知的发展

1. 注意力的发展

幼儿的注意力很不稳定，较容易集中于自己感兴趣的事物，且持续时间短。幼儿的注意仍然以无意注意为主，但其有意注意有了高速发展，可以有目的、有计划、有系统地注意并观察其他事物。

2. 记忆力的发展

由于语言的发展和神经系统的逐渐成熟，幼儿的记忆能力也开始全面发展，他们的记忆带有很强的直观性和机械性，同时也具有不随意、不精确与易记易忘的特点。幼儿的记忆以不随意形象记忆为主，他们的有意记忆初步发展。凡是直观、形象、具体、鲜明事物，都容易引起幼儿的无意记忆，而抽象的材料则较难被他们记住；凡是为幼儿所熟悉、理解、有兴趣的、能激起他们强烈情绪体验的事物，易被幼儿记住，并能长时间保存。幼儿的记忆以机械记忆为主，他们习惯采用简单重复的机械记忆记住事物的表面特征，意义记忆逐步发展。幼儿能很快记住新材料，尤其是他们喜欢的有强烈情绪色彩的事物，但也容易很快忘记这些事物。幼儿记忆不精确，记忆完整性很差，经常出现脱节和颠倒顺序的现象。此外，幼儿能够回忆和再现的内容往往是他们偶然感兴趣的个别对象或个别情节，而非事物的本质。他们非常容易歪曲事实，极易受其他事物或成人的暗示影响。

3. 思维的发展

幼儿阶段是思维迅速发展的时期。幼儿的思维是在直接感知和具体行动中进行的,之后逐渐向具体形象思维过渡。6岁左右,幼儿抽象逻辑思维开始发展,概念、判断、推理等不同的思维形式和分析、综合、比较、分类、概括抽象、理解等思维活动都会随年龄的增长不断发展。

（三）幼儿语言的发展

在词汇方面,幼儿掌握的词汇量不断增加,词汇内容不断丰富,词类范围不断扩大,在名词和动词之外,还掌握了大量副词、数量词。他们的积极词汇不断增加,消极词汇不断转化为积极词汇。同时,幼儿的语言表达能力也很快地发展起来。在句子方面,幼儿的语言表达以简单句为主,随着年龄的增长,简单句和复杂句均在不断增加,但是复杂句增加得更多,复杂句在所有语言表达中的比例不断提高,句子的平均长度也随幼儿的年龄增长而递增。幼儿口头表达的顺序性、完整性和逻辑性均日趋完善,但其口语表达能力的发展是有差异的,顺序性发展最好,逻辑性最差。在整个幼儿阶段,他们的语言表达仍然带有很大的情境性。

（四）幼儿情绪的发展

幼儿的情绪从初级向高级发展,从生理体验向社会体验发展。幼儿的愉快和愤怒往往是生理需要的表现,而委屈、自尊和羞怯则反映了他们的社会体验。在幼儿的自我体验中,各种情绪的发生和发展不是同步的:愉快和愤怒体验发展最早,而委屈、自尊和羞怯感则发生较晚。此外,幼儿的自我体验还表现出易变性、易受暗示性、外显性和不稳定性。随着幼儿的社会性情感不断发展,他们会出现不安、满足、骄傲、自豪等较复杂的情感体验。

（五）幼儿社会性的发展

3岁以后,幼儿会对同伴发生兴趣,并且乐意和同伴交往。这时,他们的模仿学习能力非常突出,能利用周围的玩具等各种事物和同伴共同游戏,有了相对稳定的游戏伙伴,能感受和同伴游戏的快乐。幼儿的人际关系从原来主要和成人互动开始向主要与同龄人互动过渡。他们能够感受到教师的关怀,受教师的情绪和评价影响极大。在喜爱的教师身边,幼儿情绪愉快,并乐意听从教师的指示,能从教师对他的肯定和赞扬中得到安慰。这个时期,幼儿去自我中心化加速,他们对自己身边的重要他人有进一步的亲近情感,能关心、同情他人,幼儿的友好、助人、合作行为明显增多。在教育和引导下,幼儿能基本掌握与自身有关的社会规则和行为规范,在集体活动中,他们能协商制定规则,并遵守规则以及纠正不守规则的行为。幼儿能参与团体合作活动,分工协作、相互学习、传递信息,在遇到困难与冲突时,他们也能协商解决,接纳别人的想法与观点。幼儿能与他人分享他的成果、所有物、快乐与秘密。此外,他们的竞争意识增强。同时,他们可以理解他人与自己有不同的情感和需要,重视成人、同伴对自己的评价,具备事实上的自我评价和评价他人的能力。

二、孤独症幼儿的身心发展特征

（一）孤独症幼儿生理的发展

孤独症幼儿的身高和体重表现出与正常发展幼儿同样的生长发育规律。但是，他们的运动能力低于正常发展幼儿，一般来说，孤独症幼儿的前庭功能平衡失调，大动作发展差，经常单脚跳，走路摇晃，不协调，他们的精细运动能力差，手指笨拙。在脑功能方面，孤独症幼儿的额叶、顶叶及相关视觉区有广泛的异常，他们的小脑—下丘脑—皮质通路也存在异常。

（二）孤独症幼儿认知的发展

1. 注意力的发展

孤独症幼儿注意力通常极不稳定，与正常发展幼儿相比，他们的注意波动更多。由于局限的、狭窄的刻板的兴趣与行为，孤独症幼儿可以长时间固着于自己喜欢的事物，注意力特别集中。但是，面对不喜欢或不感兴趣的事物时，这类幼儿可能视而不见。对于一些同时患有注意力缺陷多动障碍（ADHD）的孤独症幼儿来说，他们的注意力很难集中，无法长时间专注于某件事物。

2. 记忆力的发展

孤独症幼儿的短时记忆与正常发展幼儿存在显著差异。他们对数字及文字的机械记忆力明显较好，对特殊对象或自己感兴趣对象的记忆力较好。但是，他们的记忆缺乏与具体现实生活的联系，缺乏对事物之间关联的理解。此外,孤独症幼儿的工作记忆容量不如正常发展幼儿,他们存在工作记忆缺陷和情景记忆损伤,往往只能记住事物的一个个小细节,而无法将这些小细节联系到一起进行理解性的记忆。

3. 知觉的发展

孤独症幼儿的非社会性特点表现在他们难以"对尽可能广泛的刺激形成统合,以及对更广泛的背景进行概括"[①],他们的认知加工表现出集中于微小细节而忽略一般图像的趋势,他们在观察事物时通常只能关注细节,无法从整体上把握事物的特点。这种困难反映了孤独症个体主管信息资源整合的中央系统失调,即中央统合不足。

(三)孤独症幼儿语言的发展

孤独症幼儿存在多方面的发音问题,一般都有无意义的发音,会发出异常的声音,表现出音节间停顿延长、音节减少、音节重复、自加多余音节、延迟模仿、声音小等不同问题。有些孤独症幼儿说话时有怪异的或独特的习惯,如声音拉得长、音调过高、过低或完全没有起伏等。此外,他们的语言理解能力弱,难以理解抽象问题,缺少逻辑性。

1985 年,舒勒(Schuler)和普瑞恩特(Puriant)在研究中发现:

---

① 项玉,王立新,陈宝国,邹瑾.孤独症者知觉信息加工理论评述[J].中国特殊教育,2008.03:31.

学龄前孤独症幼儿中有 85％ 是通过延迟模仿或反响语言（Echolalia），即反复、机械地重复那些听到的单词或曾经听到过的话来获得语言的。总而言之,孤独症幼儿在理解语言时,只是从字面上生硬地照搬,很难从意义上加以捕捉。1993 年弗卢斯伯格（Flusberg）在研究中发现:孤独症幼儿不了解社会生活中的会话规则,且无法理解自己与他人的观点存在差异的事实。

（四）孤独症幼儿情绪的发展

孤独症幼儿的情绪体验简单,高级情绪出现很晚,而且浅表、短暂。相对于正常发展的幼儿来讲,孤独症幼儿的情绪控制力较差,爆发频繁,而且他们的表达方式简单、粗暴,表现较为激烈。孤独症幼儿情绪的发生并非针对具体的人和事情,而是具有弥散性。此外,他们的情绪大多数是短暂的应激反应,不能转化为持久的心境和情感。

（五）孤独症幼儿社会性的发展

孤独症幼儿缺乏社会交往技能,他们的沟通和游戏行为生硬、刻板且有重复性。有的孤独症幼儿甚至会沉溺在自己的世界中,对他人完全不做反应,也不会主动去交往。在社交场合,孤独症幼儿不会利用眼神对视和手势来进行沟通,更有甚者,由于语言技巧的缺乏,根本不能完整地表达自己的意思,甚至会出现言语混乱的情况。孤独症幼儿无法正常融入社交活动,无法完整地进行角色置换。他们不会站在他人的角度思考问题,无法理解社会或他人对一个正常个体的期待,经常会表现出一些不守规则的行为。

第二部分　孤独症幼儿的游戏活动

在本章中,针对正常发展幼儿的身心发展特征和孤独症幼儿的特殊性,我们设计了 40 个游戏活动,这些游戏活动涉及认知、语言、动作、情绪和社会性等方面。

1. **游戏名称**:米缸寻宝。

游戏准备:装有米的盆或缸、各种小物品。

游戏场所:家庭、幼儿园。

游戏规则:老师或家长把以前学过的小物品放到米缸里,让幼儿找物品,找到后要求他们说出名称(可适当增加难度,如蒙上孩子的眼睛等)。

游戏目标:促进幼儿对身边物品的理解和认识,发展他们的想象力。

游戏功能:加强幼儿对物品的认识,发展他们的记忆力,增进幼儿对客体永恒性的认知。

游戏评价:在触摸和寻找物品的过程中,幼儿能体验到探索的乐趣。

游戏小贴士:物品应是幼儿熟悉的。

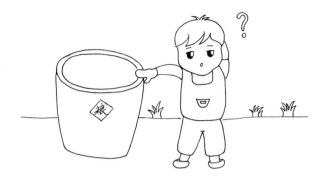

2. 游戏名称:叠叠高。

游戏准备:纸盒若干个(可以是不同颜色、形状的纸盒)。

游戏场所:家庭、幼儿园。

游戏规则:两人为一组,一个幼儿负责从放置纸盒的地方将盒子递给另一个幼儿,另一个幼儿将纸盒叠高。时间为两分钟,哪组叠得高,哪组获胜(一次只能拿一个纸盒)。

游戏目标:促进幼儿合作能力和动手操作能力的发展。

游戏功能:培养幼儿按规则游戏的意识,增强他们的合作意识;增强他们的空间感;锻炼精细动作能力。

游戏评价:该游戏利用幼儿非常熟悉又特别感兴趣的易变形的纸盒作为活动材料,使他们在尝试探索中感知平衡,体验探索的快乐,同时也使幼儿感受到用纸创造的美,使他们在合作中体验到成功的乐趣。

游戏小贴士:开始游戏之前幼儿必须清楚地了解游戏规则,家长或老师可以给获胜的小组适当的奖励。

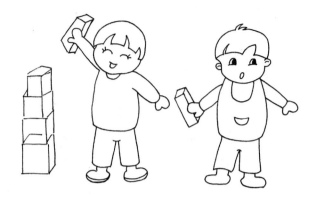

3. **游戏名称**:投球比赛。

游戏准备:若干个篮球或足球、若干个球筐。

游戏场所:家庭、幼儿园。

游戏规则:摆放好球筐的位置,并规定幼儿投球时站立的位置,让他们向球筐投球,进球有相应的奖励。

游戏目标:训练幼儿的手眼协调能力。

游戏功能:增强幼儿的方位感、空间知觉能力,延长幼儿注意力集中的时间,增强幼儿颈部、上肢和腿部的肌肉力量,促进全身动作协调发展。

游戏评价:该游戏让幼儿学习简单的投篮,使他们初步了解篮球比赛知识。在投篮的过程中,幼儿体验到运动的乐趣,也发展了肢体协调能力。

游戏小贴士:球的大小、硬度、重量要适合孩子,球筐安置要稳定,注意安全。

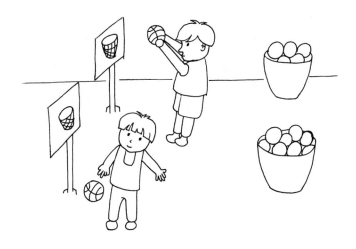

4. 游戏名称:蒙眼找宝贝。

游戏准备:眼罩(或其他可以遮蔽眼睛的布)一个、可以使用的玩具若干。

游戏场所:家庭、幼儿园。

游戏规则:将一个幼儿的眼睛蒙上,其他幼儿站在指定区域的某个位置不能动,但可以适当发出声音,蒙眼的幼儿去抓其他幼儿,被抓到的那个幼儿再蒙上眼睛,重新开始一轮游戏。

游戏目标:锻炼幼儿的触觉敏感性,培养其团体游戏意识。

游戏功能:增强幼儿的方位感,促进他们听觉分辨能力的发展,加强他们的集体合作意识,提高幼儿参与活动的积极性。

游戏评价:使幼儿感受到集体活动的乐趣。

游戏小贴士:场地要宽阔,不要有太激烈的跑动,注意幼儿的安全。对于缺乏安全感而不愿意蒙眼的幼儿,可以先让别的幼儿来找他们,等他们慢慢适应游戏过程再蒙眼找别人。

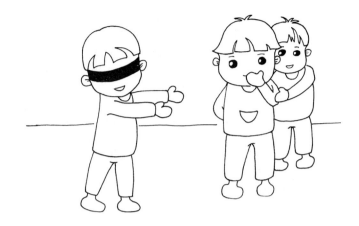

5．**游戏名称**：传球。

游戏准备：将椅子摆成一列、大球一个。

游戏场所：舞蹈教室。

游戏规则：幼儿纵排坐在椅子上，由第一名幼儿开始，双手抱球从头顶向后传，传到最后一名幼儿后，再由后向前传回来，游戏可以反复进行。

游戏目标：促进幼儿上肢动作的灵活性和协调性，培养合作意识。

游戏功能：该游戏能提高幼儿上肢运动的灵活性和准确性，使他们体会合作游戏的快乐。

游戏评价：幼儿练习头上传接球，初步掌握传接球的技巧。在活动中能相互协商，合作完成传球游戏，感受集体活动的乐趣。

游戏小贴士：球的大小要适合幼儿抓握，在传球的过程中，注意保持平衡，防止摔倒。

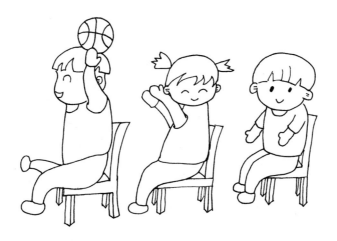

6. **游戏名称**:踢球。

游戏准备:大球一个。

游戏场所:幼儿园。

游戏规则:幼儿站成一圈,用脚相互踢球传接,不能将球滚出圈,游戏可以分组进行。

游戏目标:促进幼儿动作的发展。

游戏功能:提高幼儿的下肢力量及动作的灵活性、准确性,发展眼和脚的配合能力,培养孩子的运动习惯。

游戏评价:该游戏是一个集体游戏,幼儿在踢球的过程中,融入集体的能力增强,也能体会到运动的快乐。

游戏小贴士:场地宽阔,注意安全。分组游戏时,可以以比赛的形式进行,表现好的小组可以获得一定的奖励。

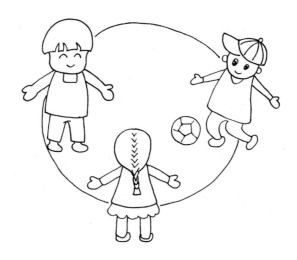

7. 游戏名称:跳房子。

游戏准备:可以绘画的场地、几何形状的纸片。

游戏场所:幼儿园。

游戏规则:在地上画一些几何形状,教师手里拿着相应的几何形状的纸片。教师举起任意一张纸片,幼儿要迅速地辨认出它在地上的相应位置,然后跳过去。

游戏目标:锻炼幼儿的眼和脚的协调能力,促进他们下肢动作能力的发展。

游戏功能:提高幼儿对几何图形的识别能力,锻炼幼儿的跳跃能力,提高反应敏捷性。

游戏评价:该游戏可以让幼儿在简单的跳跃运动中感受运动的乐趣。

游戏小贴士:可适当增加难度,比如要求幼儿单脚跳。

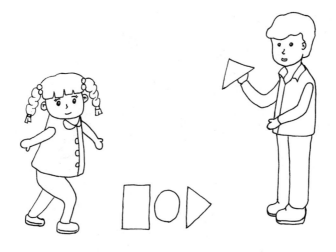

8. **游戏名称**：玻璃画廊。

游戏准备：有玻璃窗的房间。

游戏场所：家庭、幼儿园。

游戏规则：冬天的早上，北方的窗玻璃上会蒙上一层美丽的窗花，让幼儿仔细观察窗花的形状，鼓励他用手指去摸摸玻璃上的窗花，观察晶莹剔透的窗花在他手指的抚弄下一点点融化。慢慢体会到这样的乐趣后，玻璃画廊就要"开启"了，让幼儿自由选择房间的窗户，并用手指在玻璃上画出他喜爱的图案。

游戏目标：锻炼幼儿的触觉敏感性，培养他们的观察力和创造力。

游戏功能：该游戏能使幼儿的想象力和创造力得到发挥。

游戏评价：该游戏给予了幼儿自由感受与想象的空间，在愉悦与放松的体验中，幼儿的触觉敏感性和观察力慢慢提升。

游戏小贴士：可以变换游戏的形式与场地，如在沙地上进行。

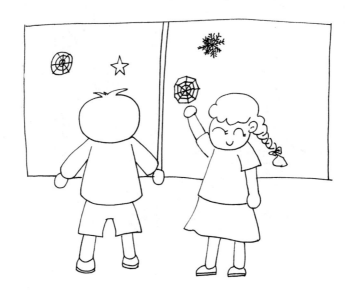

9. **游戏名称**:小猫钓鱼。

游戏准备:小鱼、钓竿。

游戏场所:家庭、幼儿园。

游戏规则:

将小鱼散落在水中,幼儿坐在指定位置手持鱼竿钓鱼,在规定时间内,钓鱼数量最多获胜者。

游戏目标:训练幼儿的集中注意力和持续注意力。

游戏功能:尝试利用钓鱼动作提高幼儿做事情的耐力和坚持性。

游戏评价:该游戏锻炼了幼儿的耐力、协调能力,增强了幼儿的竞争意识。

游戏小贴士:鱼钩不能太锋利,要注意安全。

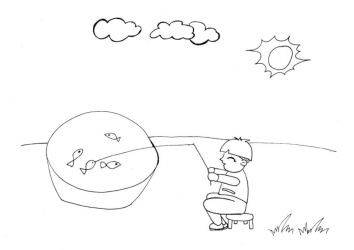

10. 游戏名称：藏铃铛。

游戏准备：一个小铃铛。

游戏场所：家庭、幼儿园、户外。

游戏规则：这个游戏可以在室内进行也可以在室外进行。在室内进行时，大家坐在椅子上，在室外进行时，大家站成一个圆圈或一列横队，队伍尽量紧密一些。游戏开始后，幼儿把两只手放在背后，非常小心地传递一个小铃铛，传的时候尽量不要让小铃铛发出声响。排头人要尽快猜出小铃铛在哪一位参与者手中。如果排头人离小铃铛很远，可以摇动小铃铛，以引起排头人的注意。被排头人猜中的人成为新的排头人，如果未猜中，则继续游戏。

游戏目标：锻炼幼儿的听觉敏感性，培养集体活动意识。

游戏功能：训练幼儿听觉辨别和听觉注意能力，有助于幼儿获得客体恒在的观念。

游戏评价：该游戏是一个联合游戏，需要集体参与，幼儿可以感受到共同游戏的乐趣。

游戏小贴士:幼儿要了解游戏规则。

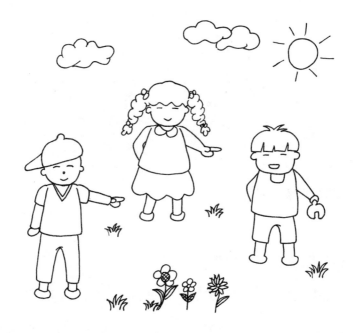

11. **游戏名称**:贴面具。

游戏准备:剪成鼻子、眼睛、耳朵、眉毛、嘴巴等形状的纸,画好脸形轮廓的图形纸,糨糊。

游戏场所:家庭、幼儿园。

游戏规则:幼儿在家长或教师的引导下,把剪成各种五官的纸正确贴在脸形纸上。让年龄较小的幼儿贴面具时,把眼睛、耳朵、眉毛的左右分开交给他们,并一一引导他们把各部分贴在画有脸形轮廓的图形纸上。

游戏目标:提高幼儿对五官的认知。

　　游戏功能：使幼儿进一步认识五官并且知道它们的作用，还可以培养幼儿对物件还原的能力和想象能力。

　　游戏评价：可以让幼儿更进一步了解五官的位置和功能。

　　游戏小贴士：可以分组进行，看一看哪个小组更快，给予适当的奖励。在贴五官的同时，还要指出它们相应的作用。

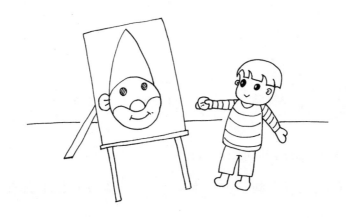

　　12. 游戏名称：快乐的泡泡。

　　游戏准备：肥皂、热水、甘油、盘子。

　　游戏场所：家庭、幼儿园。

　　游戏规则：每人准备一个盘子，把少量肥皂浸在盛热水的盘子里，自制肥皂溶液。如果加一点甘油，则能吹出很大的泡泡来。

　　游戏目标：锻炼幼儿的呼吸控制能力。

　　游戏功能：帮助幼儿练习控制呼吸的能力，有助于幼儿提高自我控制能力，有利于幼儿增加肺活量。

　　游戏评价：该游戏是一个简单而快乐的游戏，可以丰富幼儿的想象力,使幼儿欣赏美丽的事物,体会到愉悦的情绪。

游戏小贴士:提醒幼儿不要喝进泡泡水。可以进行比赛,看谁吹的泡泡更大、更多。

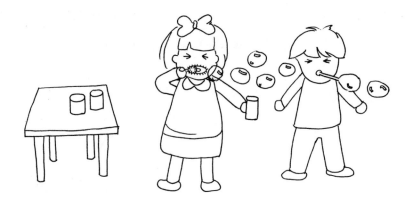

13.游戏名称:几何图形板。

游戏准备:在一块长方形木板上,有三排圆头木钉,每排七个木钉,再准备数根橡皮筋。

游戏场所:家庭、幼儿园。

游戏规则:拿一根橡皮筋挂在一个木钉上,然后任意往周围的钉子上挂,可以摆出数种几何图形来。

游戏目标:增进幼儿对几何图形的认知。

游戏功能:培养幼儿的自发游戏能力和好奇心,促进幼儿想象力的发展和对几何图形的认识。

游戏评价:该游戏是教学性游戏,是幼儿从旁观游戏向单独游戏的发展。

游戏小贴士:橡皮筋必须结实,弹性大。

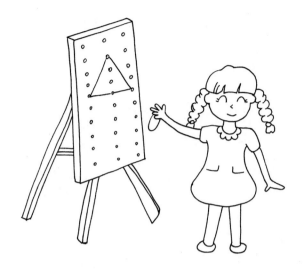

14. 游戏名称：单手传球。

游戏准备：两个球。

游戏场所：幼儿园。

游戏规则：把幼儿分成人数相等的两组，两组围成圈坐下，每组指定一个人为队长。老师说："右手传球"，幼儿就把左手背后。预备开始后，由队长开始将球用右手向右边传出，哪一组先把球传完为胜。如果老师说用左手传球，大家就把右手背在后边，用左手向左边传球。

游戏目标：锻炼幼儿的肢体协调能力。

游戏功能：练习幼儿的听指令反应能力，提高运动的协调性、准确性，促进上肢力量发展。

游戏评价：该游戏是一个合作游戏，通过游戏幼儿增强了集体合作意识和竞争意识。

游戏小贴士：对比赛胜出的小组可以给予相应的奖励。

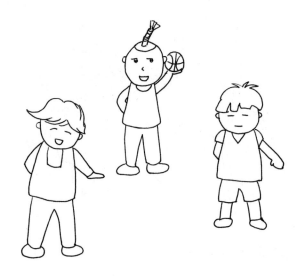

15. 游戏名称：围棋子接力。

游戏准备：长条桌子、2双木筷子、2个碗、20个围棋子。

游戏场所：幼儿园。

游戏规则：20个小朋友平均分成两队。首先在每队排头队员面前放10个围棋子、1双筷子、1个碗。然后老师说："预备，开始。"之后各队排头幼儿用筷子把围棋子一个一个夹到碗内，全部夹完后，传给第二个幼儿，第二个幼儿把围棋子倒在桌子上，然后重复做前面的动作，依次进行，最快传完的队获胜。

游戏目标：发展幼儿的精细动作能力，增强他们的合作意识。

游戏功能：幼儿手部的精细动作得到练习，集体意识得到加强，人际交往能力得到提升。

游戏评价：该游戏是一个联合游戏，幼儿需要融入集体中，意识到自己是集体的一员,同时由于两队要比赛,他们的竞争意识也能得到加强。

游戏小贴士:夹围棋有一定的难度,可以换成其他比较容易夹的物品。

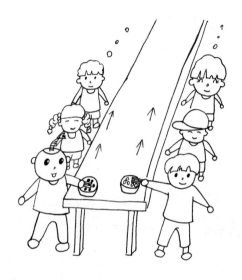

16.**游戏名称**:连续跳跃。

游戏准备:绳圈若干。

游戏场所:幼儿园、户外。

游戏规则:将绳圈排成一行,5~8人一组,圈与圈的间隔根据年龄而定。可以两脚一起跳,也可以单脚向前跳,一定要等前面一个跳出圈以后,后面的人才能往前跳。

游戏目标:培养幼儿下肢动作的灵活性和协调性。

游戏功能:增强下肢力量,训练幼儿弹跳力和协调动作,同时培养幼儿的规则意识。

游戏评价:该游戏是一个合作游戏,通过游戏增加了同伴交往和共同活动,培养了幼儿的规则意识和集体观念。跳跃作为一种体育形式,具有趣味性和娱乐性,符合幼儿活泼好动的特点,使幼儿心情愉快,丰富了情绪体验。

游戏小贴士:游戏前,幼儿要了解游戏规则。跳跃活动存在一定的安全隐患,一定要注意安全。

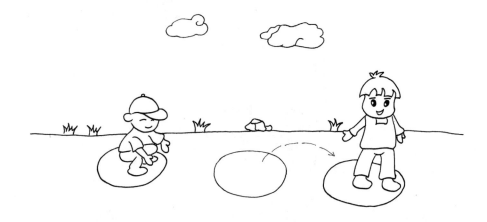

17. **游戏名称**:猜中指。

游戏准备:无。

游戏场所:家庭、幼儿园。

游戏规则:一名幼儿在身前用一只手握住另一只手(被握住的手五指并拢,只露出五个指尖),另一名幼儿细心地找出该幼儿的中指。伴随儿歌:一二三四五,同住一间屋,屋子住不下,中指要搬家,请你找出它。

游戏目标:培养幼儿的观察能力和手指灵活运动能力。

游戏功能：培养了幼儿的辨别、选择能力。

游戏评价：该游戏是从独立游戏向联合游戏过渡，不受时间、地点、人数的限制，可以自由进行。一边做游戏一边唱儿歌，有很强的娱乐性和趣味性。

游戏小贴士：游戏可以轮流进行。

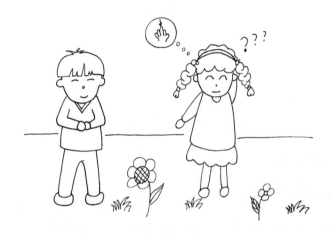

18. **游戏名称**：不倒娃。

游戏准备：无。

游戏场所：家庭、幼儿园。

游戏规则：幼儿盘腿坐在地上，两手抓住脚尖，身体靠双膝和臀部支撑向前、后、左、右做摇摆运动。伴随儿歌：不倒娃，摇啊摇，摇来摇去摇不倒。

游戏目标：提高幼儿对身体的控制能力。

游戏功能：发展幼儿对身体的感知和平衡能力。

游戏评价：该游戏引导幼儿通过体验和身体活动来感受平衡。

同时,孩子在摇摆的过程中感受到了快乐。

游戏小贴士:摇动的幅度不能过大,要注意安全。

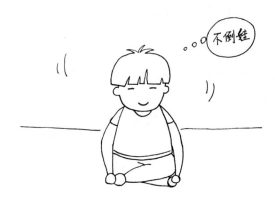

19. 游戏名称:拍手游戏。

游戏准备:无。

游戏场所:幼儿园。

游戏规则:两名幼儿面对面,边说儿歌边互相拍手。"土豆土豆丝丝",自己拍手两次后与对方掌心相对拍手两次;"土豆土豆片片",自己拍手两次后与对方手背相对拍手两次;"土豆丝",自己拍手一次后与对方掌心相对拍手一次;"土豆片",自己拍手一次后与对方手背相对拍手一次;"土豆丝片",自己拍手一次后与对方掌心、手背相对各拍手一次。

游戏目标:训练幼儿的语言表达能力、手口协调能力和手眼协调能力。

游戏功能:锻炼了幼儿的反应能力,增加与同伴的交往,促进幼儿的社会化。

　　游戏评价：该游戏是一个合作游戏，同伴配合很重要。游戏配上儿歌，幼儿在轻松愉快的氛围里既练习了语言表达能力，也促进了肢体动作的发展。

　　游戏小贴士：游戏可以反复进行，玩熟练后，还可以将土豆换成其他蔬菜名。

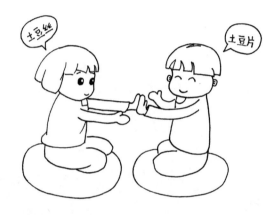

　　20.**游戏名称**：飞呀飞。

　　游戏准备：酸奶瓶和彩色泡沫板做成的各种可飞行的小动物模型。

　　游戏场所：家庭、幼儿园。

　　游戏规则：幼儿手握瓶身或泡沫小动物模型，用力向前投掷，使之如小飞机一样在空中滑翔，成人对幼儿给予适当鼓励。

　　游戏目标：促进幼儿上肢运动能力的发展。

　　游戏功能：增强幼儿对上肢动作的控制力和协调能力，锻炼幼儿的投掷技巧。

　　游戏评价：该游戏使幼儿的想象力得到充分的发挥。幼儿非常喜欢各种能飞翔的物品,对飞有一种向往,这个游戏能使他们获得非常快乐的体验。

游戏小贴士:用来飞翔的物品应该轻巧,注意幼儿的安全,不要打到其他人。

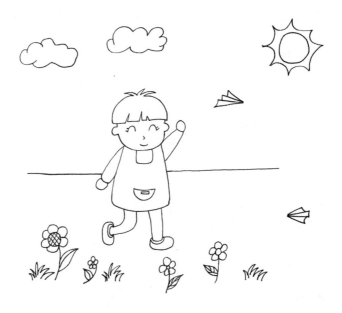

21. **游戏名称**:射击游戏。

游戏准备:卡片、吸力球。

游戏场所:幼儿园。

游戏规则:教师把两张或多张卡片粘在黑板上,教师说出卡片的内容,幼儿手拿吸力球击中该卡片。可分几组进行,每组幼儿按击中的总数量计分,分数高者获胜。

游戏目标:锻炼幼儿手眼协调能力。

游戏功能:提高幼儿上肢对物品的控制力,增强幼儿的集体荣誉感和竞争意识。

游戏评价:该游戏是一个教学性游戏,能够锻炼幼儿的视觉敏感性和对上肢的控制力。分组的形式也可以使幼儿意识到自己是集体的一分子,促进幼儿人际交往能力的发展和社会化。

游戏小贴士:吸力球也可以换成其他的物品,如报纸团,可以给予获胜小组一定的奖励。

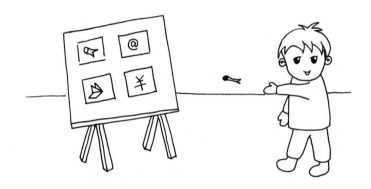

22. **游戏名称**:摇船。

游戏准备:无。

游戏场所:幼儿园。

游戏规则:两个幼儿面对面互相坐在对方的脚面上,两臂相搭,两人同时向一个方向前后摇动身体,两腿随之屈伸,如同小船在摆动。

游戏目标:锻炼幼儿对上肢的控制能力。

游戏功能:训练幼儿的平衡能力,提高幼儿的协调合作能力。

游戏评价:该游戏是一个联合游戏,需要两个幼儿相互配合,从而增加了他们与同伴交往的机会。

游戏小贴士:游戏之前要告诉幼儿,摇动不要太剧烈,要注意安全。

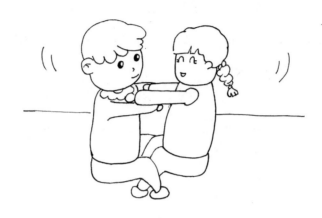

23. **游戏名称**:骑竹马。

游戏准备:竹竿(或木杆)一端扎上纸板做的马头,马头上饰以彩色绸带。

游戏场所:家庭、幼儿园。

游戏规则:首先,教幼儿做竹马,让他们用自己喜欢的颜色做马头,然后让每个幼儿各骑一匹"马",发令后,他们按照马奔人跑的姿势跑向一定距离外的终点,先到者得奖。

游戏目标:培养幼儿的动手操作能力和运动协调能力。

游戏功能:培养幼儿动手意识和能力,增强了他们的运动协调性,同时也促进了幼儿对动物的认识。

游戏评价:该游戏是一个联合游戏,既让幼儿发挥了自己的积极主动性,也促进了他们的想象力发展。

　　游戏小贴士:可以变换游戏的形式,换成模仿其他的小动物。在跑动的过程中要注意安全。

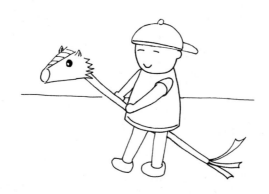

　　24. 游戏名称:投筷入杯。

　　游戏准备:筷子若干、杯子1个。

　　游戏场所:家庭、幼儿园。

　　游戏规则:游戏者在距杯口20厘米高处向杯口投筷,投中3根以上者获胜。

　　游戏目标:锻炼幼儿的手眼协调能力。

　　游戏功能:在投掷的过程中,练习幼儿的视觉敏感性和上肢控制力。

　　游戏评价:该游戏是一个单独游戏,投掷的过程很有趣味性。

　　游戏小贴士:也可以把筷子换成其他的物品,获胜者可以给予适当的奖励。

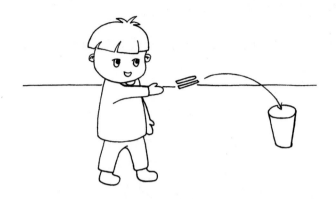

25. **游戏名称**：踩影子。

游戏准备：无。

游戏场所：空地、操场。

游戏规则：在阳光明媚的天气，两个幼儿一起玩。先用猜拳的方法确定谁是追者谁是被追者。两个人一起说"一、二、三"后，被追的孩子立即逃跑，追的孩子马上去追，去踩被追者的影子。被追的幼儿尽力改变自己跑的方向，变换身体的姿势，使自己的影子不被追者踩到，如果影子被踩到了就算失败。

游戏目标：促进幼儿运动能力的发展。

游戏功能：培养幼儿的观察力，训练他们的肢体协调能力和运动灵活性。

游戏评价：该游戏是一个联合游戏，幼儿之间的配合促进了他们的社会化。你追我赶，是他们非常喜欢的游戏形式。

游戏小贴士：跑动时注意安全。

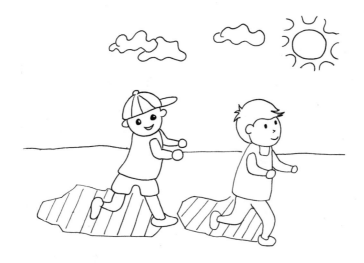

26.游戏名称: 找小动物的家。

游戏准备: 小动物头饰。

游戏场所: 家庭、幼儿园。

游戏规则: 幼儿在场地一端站好(可以不排队)。游戏开始,教师说:"轻轻走,轻轻跑,我的小猫'喵喵喵'。"幼儿立即向小猫的家跑去,边跑边学小猫叫。教师说什么小动物,幼儿就立即跑向那种小动物的家。跑对了,教师就扮作小动物的妈妈出来迎接孩子,如果跑错了,教师可以用小动物的形象启发他们重新找家。教师说完儿歌,幼儿才可以跑,跑错了,要赶快跑回来。

游戏目标: 促进幼儿对动物的认识和理解。

游戏功能: 练习幼儿的听觉辨别能力,通过听觉训练来丰富幼儿对动物的整体表征。

游戏评价: 该游戏是一个联合游戏,教师和幼儿的配合使得幼儿对教师的依恋增加,促进幼儿情感的发展。幼儿都非常喜欢小动物,这个游戏可以满足他们的好奇心。

游戏小贴士:可以进行角色互换,让两个幼儿一起游戏。

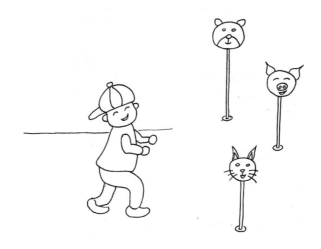

27. **游戏名称**:照镜子。

游戏准备:无。

游戏场所:家庭、幼儿园。

游戏规则:两个幼儿一起游戏,甲扮作镜子,乙在甲对面做动作或表情,甲要立即模仿乙在"镜子"里的动作和表情(方向相反),可以交换角色进行游戏。对于年龄较小的幼儿,可由成人做动作或表情,由幼儿来模仿,动作应该从简单到复杂,速度由慢到快。

游戏目标:促进幼儿对表情的认知,提高他们对肢体的控制能力。

游戏功能:锻炼幼儿的动作模仿能力和方位感,提高他们的反应能力。

游戏评价：该游戏是一个教学游戏，可以帮助幼儿识别更多的表情。模仿对于幼儿来说也是一个非常有趣的活动，在模仿游戏中他们的想象力得到自由发挥。

游戏小贴士：尽量多做一些丰富的表情让孩子模仿。

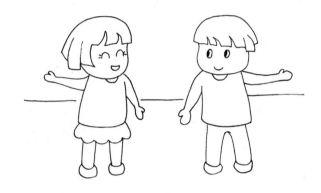

28. 游戏名称：传话。

游戏准备：将幼儿分成人数相等的两队，两队之间相隔一段距离，各队每两人之间相距 3 米左右。

游戏场所：幼儿园。

游戏规则：组织者悄悄地告诉各队第一个幼儿一句短语，如"向女排阿姨学习""我们去公园"等，说完后，每队的第一个人迅速跑到第二个人跟前，将"话"传给他，再由第二个人继续向后传，最后一个人接到"话"以后，必须立即汇报给组织者。传话迅速而准确的队获胜。传"话"时，前一个人必须跑到后一个人的位置上耳语，后一个人听清楚"话"以后才能起跑。

游戏目标：锻炼幼儿的听说能力。

游戏功能:在传话的过程中,训练幼儿的听觉敏感性和语言表达能力。

游戏评价:该游戏是一个合作游戏,通过游戏提高了幼儿参与集体活动的积极性,有利于幼儿的社会化发展。

游戏小贴士:游戏熟练后,教师可以适当提升传话的难度。对于获胜的小组给予适当的奖励。

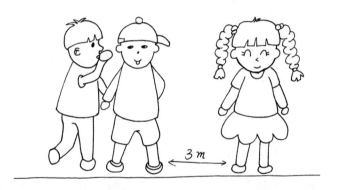

29.**游戏名称**:鸭子过桥洞。

游戏准备:大盆内盛水,中间设一座"彩桥",两边各放一只能漂浮的塑料小鸭。

游戏场所:家庭、幼儿园。

游戏规则:参加游戏的两人面向小鸭吹气,先把小鸭吹过桥洞者获胜。

游戏目标:提高幼儿的呼吸控制能力。

游戏功能:吹气可以增强幼儿的心肺功能。

游戏评价:该游戏是一个联合游戏,通过比赛可以增强幼儿的竞争意识。

游戏小贴士：可以给予获胜的幼儿适当的奖励。

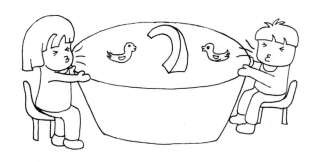

30. **游戏名称**：推小车。

游戏准备：空地。

游戏场所：家庭、幼儿园。

游戏规则：家长抓住幼儿的两条腿，幼儿双手撑地，听到口令后，幼儿双手向前爬，先到终点的获胜。

游戏目标：锻炼幼儿的肢体控制能力。

游戏功能：练习幼儿的上肢力量，练习幼儿肢体的协调性和前庭平衡能力。

游戏评价：该游戏是一个亲子游戏，可以增进幼儿和家长之间的情感。

游戏小贴士：游戏也可以在同伴之间进行，要选择比较光滑的地面，注意安全。

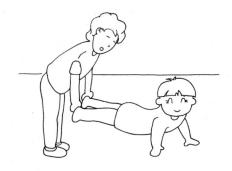

31. **游戏名称**：可爱的袋鼠宝宝。

游戏准备：无。

游戏场所：家庭、幼儿园。

游戏规则：让幼儿抱紧家长的脖子，双腿夹紧家长的腰，像小袋鼠一样紧紧地挂在家长的胸前，家长弯下腰，双手双脚着地向前爬，先到终点者为胜。

游戏目标：锻炼幼儿的身体控制能力。

游戏功能：训练幼儿的四肢力量，加深亲子关系。

游戏评价：这是一个亲子游戏，可以提升幼儿的安全感。

游戏小贴士：注意幼儿的安全。

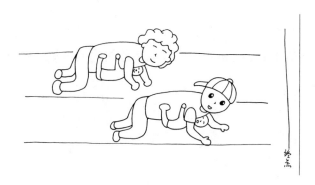

32. **游戏名称**:螃蟹夹球。

游戏准备:无。

游戏场所:家庭、幼儿园。

游戏规则:两个孩子手拉手,将一个球放在手上面,身体侧向迅速前进,先将球运到终点者为胜。

游戏目标:锻炼幼儿对身体的控制能力。

游戏功能:练习幼儿的侧走能力、平衡能力及合作精神。

游戏评价:这是一个合作游戏,两个人的配合很重要,能够加强幼儿的合作精神。

游戏小贴士:可以把球换成其他物品。

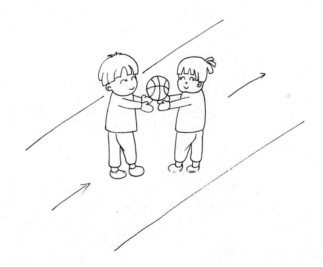

33. **游戏名称**:小脚踩大脚。

游戏准备:无。

游戏场所:家庭、幼儿园。

81

游戏规则:每个家庭由一名家长和一名幼儿参加,幼儿双脚踩在家长的脚上,家长和幼儿手拉手,听到口令后,家长带着幼儿向前走,幼儿双脚不能离开家长的脚,先到终点者为胜。

游戏目标:锻炼幼儿的运动协调性。

游戏功能:亲子游戏可加深幼儿对父母的亲子依恋。

游戏评价:在游戏的过程中,提高了幼儿的肢体控制能力。通过配合,幼儿和家长可加深亲子关系。

游戏小贴士:对获胜的小组可以适当地给予奖励,此游戏适合亲子班和小班幼儿。

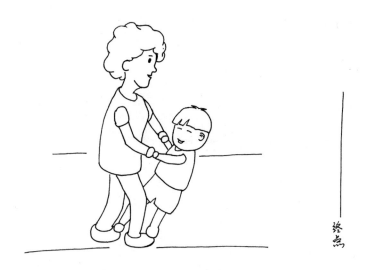

34. **游戏名称**:蹲蹲蹲。

游戏准备:无。

游戏场所:幼儿园。

游戏规则:选出四位幼儿,一位当蜡笔,一位当铅笔,一位当毛笔,一位当油画笔。请四位幼儿示范游戏玩法,如下:幼儿甲说:"蜡笔蹲,蜡笔蹲,蜡笔蹲完铅笔蹲。"幼儿乙说:"铅笔蹲,铅笔蹲,铅笔蹲完毛笔蹲。"幼儿丙说:"毛笔蹲,毛笔蹲,毛笔蹲完油画笔蹲。"幼儿丁说:"油画笔蹲,油画笔蹲,油画笔蹲完蜡笔蹲"……不停循环,接不上的人淘汰出局,其他人接着玩,最后剩下的人是胜者。

游戏目标:提高幼儿的语言表达能力和判断能力。

游戏功能:训练幼儿的反应敏捷性。

游戏评价:该游戏是一个联合游戏,配合朗朗上口的儿歌,非常符合幼儿的年龄特征,在愉快的气氛里幼儿的语言表达能力得到了练习。

游戏小贴士:可以把笔换成其他东西,给予胜者适当的奖励。

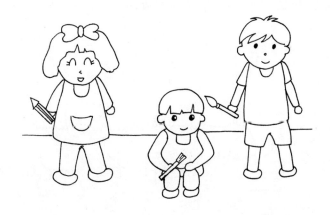

35. **游戏名称**:麦片盒拼图。

游戏准备:麦片盒、剪刀。

游戏场所:家庭、幼儿园。

游戏规则:切掉麦片盒的正面和背面,把两边各切一半,形成两个大矩形。把拼图分离成几片,分给组里的幼儿每人一部分,向幼儿展示两个部分如何放在一起重新组成一幅图片,然后让他们自己尝试一下,并根据需要提供协助。一旦幼儿几次完成了任务,让他们与其他幼儿一起拼图。

游戏目标:促进幼儿对图形整体和部分的认知,提升幼儿的学习能力。

游戏功能:在游戏过程中,幼儿学习把知识从一个情境迁移到一个类似情境中。同时,促使幼儿关注整体中的部分,提升他们的空间意识,发展精细动作能力。

游戏评价:该游戏是一个教学游戏,鼓励幼儿进行知识的迁移。

游戏小贴士:可以把麦片盒换成其他物品,如动物和植物的图片。

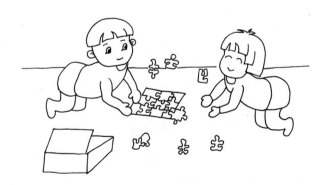

36. **游戏名称**:珠子项链。

游戏准备:线、带孔的珠子。

游戏场所:家庭、幼儿园。

游戏规则:给每个幼儿一根线、一些珠子,鼓励他们把珠子穿成串。把线的两端系在一起,做成项链,并让幼儿数数珠串上有多少颗珠子,并在幼儿需要时提供帮助。

游戏目标:培养幼儿的操作能力。

游戏功能:通过穿珠子,幼儿可以提高精细动作技能、手眼协调能力,同时也可以了解加法和减法的概念。

游戏评价:该游戏是一个教学游戏,提高了幼儿动手的积极性。另外,在游戏中学习数学知识,可以深化幼儿的记忆。

游戏小贴士:可以把珠子换成其他物品。

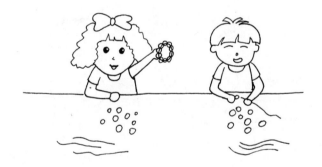

37. **游戏名称**:画脸。

游戏准备:纸、笔。

游戏场所:家庭、幼儿园。

游戏规则:一个成人和一个幼儿一组,给他们一张纸和一支笔。每组里的成人先画一个笑脸,然后指出这是快乐的脸,接着鼓励幼儿模仿成人的绘画,再绘制向下的嘴、皱着的眉头和流泪的眼睛,指出这是悲伤的脸,然后做一个悲伤的表情,鼓励幼儿模仿绘画。继续绘制其他基本面部表情,如画张开的嘴巴表示惊恐。

游戏目标:促进幼儿对面部表情的认知,提高他们的模仿能力。

游戏功能:帮助幼儿学习如何阅读面部表情和肢体语言,增强情绪认知能力。

游戏评价:该游戏是一个教学游戏,可以帮助幼儿识别面部表情,有利于幼儿在以后的人际交往中读懂别人的表情,从而提升他们的人际交往能力。

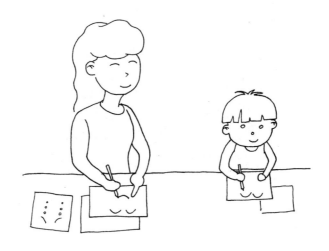

38. **游戏名称**:进进出出。

游戏准备:弹珠、塑料瓶。

游戏场所:家庭、幼儿园。

游戏规则:两个幼儿一起玩这个游戏,一个人手中拿弹珠,另一个人拿塑料瓶,拿着弹珠的幼儿把弹珠塞入塑料瓶中,直到落进里面。然后双方交换弹珠和塑料瓶,游戏继续进行。

游戏目标:锻炼幼儿的手眼协调能力。

游戏功能:把弹珠放入瓶子的过程中,幼儿需要手眼协调,从而发展精细动作能力。轮流游戏,促进他们对角色转换的认知。

游戏评价:这是一个合作游戏,促使幼儿意识到自己的角色,有利于他们增强合作意识。

游戏小贴士:塑料瓶口和弹珠大小要契合。

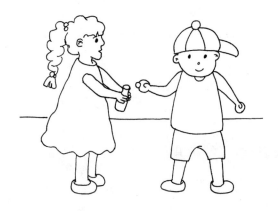

39. **游戏名称**:听声音。

游戏准备:常见声音的录音。

游戏场所:家庭、幼儿园。

游戏规则:将录制好的声音播放给幼儿听,让他们辨别是什么声音。

游戏目标:锻炼幼儿的听觉敏感性。

游戏功能:让幼儿的听觉得到刺激,提升他们对声音的识别能力。

游戏评价:该游戏是一个教学游戏,通过游戏幼儿可以识别很多日常生活中听到的声音,增强在日常生活中的安全感。

游戏小贴士:幼儿听辨的成功率提高后,也可以给他们听一些不常听到的声音,鼓励他们去了解更多的声音。

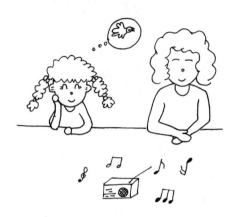

40. **游戏名称**:牙签把儿。

游戏准备:牙签、葡萄干。

游戏场所:家庭、幼儿园。

游戏规则:给每个幼儿发一支牙签,在能独自完成任务的幼儿面前放一盘葡萄干,让幼儿用牙签把葡萄干串起来,在需要协助的幼儿身边安排成人或志愿者辅助开展游戏,如递葡萄干给幼儿。

游戏目标:促进幼儿手部动作能力的发展。

游戏功能:训练幼儿手部的精细动作技能和眼手协调能力。

游戏评价:该游戏能锻炼幼儿的手部小肌肉,并训练幼儿把注意力集中在完成任务上。任务有一个明确的终点(当牙签被串满时),完成任务的奖励是吃掉葡萄干。

游戏小贴士：

对于那些想吃掉所有葡萄干的幼儿，可以鼓励他们同时使用两只手，一只手抓葡萄干送进嘴巴里，另一只手继续串葡萄干。如果葡萄干对幼儿来说太甜了，可以用煮熟的干豌豆代替。

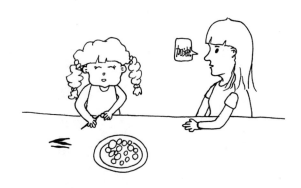

第三章
孤独症学龄儿童的游戏

　　6～12 岁是儿童步入基础教育并正式参与社会活动、学习知识的阶段，即个体的学龄期，又可以称为童年期。在此阶段，儿童的生活从幼儿时期以游戏为主导转变为以学习为主导，他们的主要任务是通过学校教学系统地掌握学习能力，培养端正的学习态度，养成良好的学习习惯，从而学会学习。在学龄期，一些症状较轻的孤独症儿童可以进入普通学校跟正常发展的学龄儿童一起接受教育。但是，与正常发展的同伴相比，他们在身心发展特征上的一些差异还需要我们进一步了解。

第一部分　学龄儿童身心发展特征

一、正常发展学龄儿童的身心发展特征

（一）学龄儿童生理的发展

　　学龄儿童的生理发展处于两个身体生长发育高峰之间的一个相对平稳、均衡的时期。与之前的婴儿和幼儿两个阶段相比，学龄儿童的身高和体重都呈现相对缓慢的增长趋势。需要注意的是，小学生生长发育的个体差异较大，这不仅与性别、营养状况有关，也与活动量大小、进入青春期的早迟相关。就身高来说，到 11 岁时，女孩的平均身高是 147 厘米，男孩的身高稍矮于女孩。就体重来说，在儿童中期，男孩和女孩的体重每年大约增加 2.27～3.18 千克。

就骨骼发展而言,首先,这一时期儿童的骨骼比较柔软,尚未完全钙化(有机成分多,无机成分如钙质较少),因此他们的骨骼特点是硬度小、韧性大,不易骨折,但易变形,其次,因为骨骼的发育快于肌肉,所以学龄儿童一般都显得细长、柔软。

1986年克拉蒂(Cratty)等人的研究显示:学龄儿童的粗大和精细运动能力都得到充分的发展,大多数学龄儿童能够很容易就学会骑车、滑冰、游泳和跳绳。他们在11岁和12岁时,操纵物体的能力几乎达到了成人的水平。另外,1984年霍尔(Hall)和2003年米瑞梅子(Miley mei zi)等人的研究显示,男孩和女孩在粗大运动技能上的性别差异非常小。

(二)学龄儿童认知的发展

学龄期是儿童心理发展的一个重要转折时期,这一时期他们的认知能力不断发展,能够逐渐理解并掌握复杂的技能。

1. 注意力的发展

在学龄期,就注意力发展来说,低年级的学龄儿童的无意注意占优势,四年级以后他们的有意注意占优势。在注意稳定性上,低年级学龄儿童连续注意稳定性在5~15分钟,中年级学龄儿童连续注意稳定性在15~19分钟,高年级学龄儿童连续注意稳定性在20分钟以上。在注意范围上,随着年龄的增长,学龄儿童的注意范围逐渐扩大。在注意的灵活性上,低年级和中年级学龄儿童的注意灵活性和转移性差。

2. 思维的发展

学龄初期,儿童的思维由具体形象思维向抽象思维发展,其抽象思维常带有很强的具体性及不自觉性。整个学龄期,儿童的抽象逻辑思维越来越占据主导地位,但又表现出很强的不均衡性。另外,学龄儿童的理解能力还在不断发展,小学低年级儿童以直接理解为主,他们对于具体形象的内容理解得较好,而很难理解内容背后的深层意义。随着思维能力的发展和经验的增长,中、高年级学龄儿童的间接理解逐步占据主导地位,他们可以理解一定的抽象内容。

（三）学龄儿童语言的发展

在学龄期,儿童的语言能力从"听和说"向"看和写"发展,处于从学习日常生活用语向系统学习语言过渡的阶段。他们的口头对话或语言逐渐向独白式语言发展,其书面语言的"写"落后于看、听、说,较容易识记词义熟悉或口语中常用的字。在低年级时,由于他们对字形只有模糊的印象,对字义的理解不确切,因而经常会写错别字。另外,低年级学龄儿童不能准确地掌握语法结构,他们可能只会在生活中使用一些语法结构,约从四年级开始,学龄儿童才能自觉地掌握语法结构。

（四）学龄儿童情绪的发展

学龄儿童已经具备了成人的各种情绪(轻蔑、惊讶、厌恶等),其情绪内容不断丰富,情绪的深刻性不断增强,引起情绪的动因也从直接、具体向间接、抽象过渡,情绪更具有稳定性。另外,学龄儿童情绪表达的内容开始从生理需求向社会需求过渡,他们的情绪控制能力从冲动向自制发展,情绪表现形式开始从外显向内隐转化。最后,学龄儿童的高级情感也得到了进一步发展,他们的道德情感内容越来越丰富,出现了理智感和美感等情感体验。

（五）学龄儿童社会性的发展

6岁以后,学龄儿童在语言、行为、沟通技巧方面开始明显社会化,他们开始注意成人对他们的评价,尤其容易接受父母、老师的意见和指导。但是,由于左脑逻辑机能尚未充分发展,他们的思考途径受到许多限制,思考过程仍然非常简单,思考方式较为片面。在学龄期,儿童对自己的评价逐渐趋于客观,其自我概念的发展趋势依性别而不同。男孩的自我接受程度与自我和谐程度并不会随年龄变化而变化,而女孩的自我接受程度与自我和谐程度随年龄的增长而呈现渐减的趋势。另外,学龄儿童开始逐渐摆脱对父母的依赖,重视伙伴关系,他们尤其重视同伴对自己的评价和同伴关系的发展。

二、孤独症学龄儿童的身心发展特征

学龄儿童的主要任务是融入并参与系统的学校教学活动,掌握学习能力,学会学习。由于孤独症儿童的特殊性,到了学龄期,即使这些儿童症状较轻,能够进入普通学校学习,与正常发展儿童相比,他们在生理、认知和社会性发展等方面也存在一定差异。

（一）孤独症学龄儿童生理的发展

与正常发展的儿童相比,孤独症学龄儿童在粗大动作和精细动作上发展相对较慢,且很难达到正常水平。他们大肌肉力量一般较差,动作不协调、不稳定,例如:抛接球时没有力量,做游戏时手眼不协调等。通常,他们的平衡能力较弱,不会单脚蹦跳、站立。

（二）孤独症学龄儿童认知的发展

孤独症学龄儿童在简单推理、分类、配对、排序等方面能力较差,在掌握时间概念、空间概念、颜色概念、数的概念等方面有障碍。他们早期异常的重复感知行为会以简单的形式开始,但随后变复杂,异常刻板的问题很普遍,会随情境出现。典型孤独症儿童的异常感知行为较为简单。有注意力缺陷的孤独症儿童无法像典型孤独症和阿斯伯格症儿童那样全神贯注,注意力特别容易分散。

（三）孤独症学龄儿童语言的发展

孤独症学龄儿童在沟通、语言模仿、语言理解和表达能力方面都表现得较差,需要成人提供机会进行更多的练习和教导。在整个小学过程中,孤独症学龄儿童的口语和非口语沟通都会持续进步。即使刚进小学时不会表达,在努力之下,他们通常也会简单地仿说和做出动作以表达需求。由于理解力和表达能力的进步,孤独症学龄儿童能听懂他人的指令,能遵照指示做事,也较能表达自己的意思。语言表达能力较好的孤独症学龄儿童可能会一直重复地讲他知道或者感兴趣的事,而不在意对方的反应。不管口头语言还是书面语言,他们还是以背诵式为主,语言较为刻板。

孤独症学龄儿童在语言理解及使用符号、辨认符号所代表的意义方面都有明显的进步。在语言表达方面,他们多能发展出比较简单、实用的口语或非口语表达,少数程度较轻的孤独症学龄儿童能进行较复杂的对话。

（四）孤独症学龄儿童情绪的发展

孤独症学龄儿童不能很好地表达与调节自己的情绪。他们在对物品的兴趣上经常表现得很极端——极端喜欢或极端不喜欢,即狭窄、刻板的兴趣。如果打乱了他们的兴趣或规则,孤独症学龄儿童可能会因为恐惧、没有安全感而情绪失控,大吵大闹。

（五）孤独症学龄儿童社会性的发展

孤独症学龄儿童在社交基本能力、社交礼仪方面表现较差。特别是在认识自己、评价自己、控制自己、与照顾者互动、与陌生人互动等方面,他们的表现均不如正常发展儿童。到了学龄期,大多孤独症儿童会分辨亲疏,不随便乱跑,走失的情况显著减少。此外,孤独症学龄儿童撒娇,找陪伴者,要陪伴者拥抱、亲吻的行为也比以往增加。虽然他们在社会互动方面有明显的进步,但仍缺乏察言观色的能力,例如,即使别人脸色表情不对了,他还是会继续讲下去,常常惹来别人的讨厌却不自知。又如,他们对别人的痛苦和快乐不知如何给予适时或适当的反馈,他们很难理解别人的游戏规则,无法和同学玩在一起,他们也不知道要如何交朋友,如何与朋友打成一片。总之,人际互动对于孤独症学龄儿童来说仍然是巨大的挑战,这种社交困难随时间的发展会越来越明显。

第二部分 孤独症学龄儿童的游戏活动

本章针对孤独症学龄儿童的特殊性设计了 48 个游戏活动,这些游戏活动涉及他们的认知、语言、动作、情绪和社会性等方面。

1. 游戏名称:秘密。

游戏准备:大白纸、卡片(索引卡)、蜡笔、颜料和刷子。

游戏场所:家庭、学校。

游戏规则:给每个儿童一张白纸,鼓励他们在纸上画图形,并观察这些图形,让他们给这些图形命名。

游戏目标:提高儿童的动手操作能力、注意力、颜色视觉、身体感受性和语言表达能力。

游戏功能:促进儿童的动手操作能力、精细运动能力和颜色视觉的发展,培养他们的观察能力和想象能力,鼓励他们进行语言表达。

游戏评价:儿童在纸上画画的时候可以预想到自己的创作结果,因此本游戏能培养儿童的预测和计划能力。

游戏小贴士：

（1）对于那些在绘画上需要投入较多精力的儿童来说，用彩笔代替蜡笔更能使他们认识到自己所画的东西，更能使他们的作品脱颖而出。

（2）对于那些手部精细动作能力较弱的儿童来说，可以用刷子代替画笔，更加容易操作。

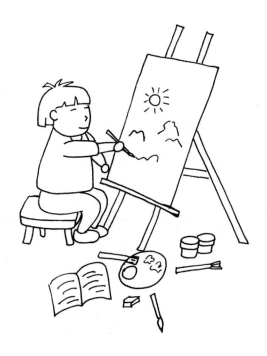

2. **游戏名称**：沉船。

游戏准备：塑料盆（类似用来洗碗的盆）、小石子、塑料容器（例如盛油的器皿）或泡沫盘子。

游戏场所：家庭、学校。

游戏规则：让参加游戏的儿童数一数在"船"（塑料容器）上放几

个石子时"船"会沉。给围在桌子边的儿童每人一个石子,并让他们轮流把自己的石子扔进塑料容器中。边进行游戏边评论,每个儿童放完石子后都要说"船还浮着,下一个",直到有人说"船沉了"。

游戏目标:提高儿童的身体协调性,培养他们的好奇心。

游戏功能:培养儿童的合作意识,提高眼与手的协调能力和对事物的感受能力。

游戏评价:

由于每个儿童都参与了沉船游戏,这会让他们感觉到自己是集体中的一员。可以借此引导一个不受欢迎但想融合到集体中的儿童融入集体,也可以让集体学习接纳与众不同的儿童。让儿童扔石子到容器中,而不是将石子放在容器中,这样更能提高儿童的眼—手协调配合能力。

游戏小贴士:

提前独自练习,看看扔多少个石子会让"船"沉没。不同大小的石子或不同大小的"船"适合不同的组。如果儿童表现出不耐烦或注意力不集中,从而导致他们的行为不能产生相应的结果,那么就要改用较小的塑料容器。可以在轮到一个儿童的同时给其他等候的儿童每人一个石子。如果儿童喜欢把石子放在嘴里,那么可以用大点儿的物体代替,这样就不会被吞掉,但是"船"会沉得快些。

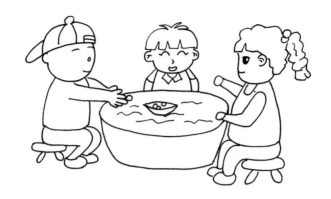

3. **游戏名称**：发声器。

游戏准备：能制造出声响的家居用品，例如，打蛋器、木勺子、壶盖、筷子、有铃声的定时器、闹钟、一串钥匙、大勺等。

游戏场所：家庭、学校。

游戏规则：把各种材料放在一个容器中，让儿童围坐成一个圈或按小组坐好，把用具传给儿童或让他们自己选择用具，让儿童尝试用自己的"工具"制造声音。可以同时用很多工具，也可以将同一个工具传给所有的儿童，这样，所有儿童都能使用到这个工具。

游戏目标：提高注意力的集中时间，提高听觉敏感性。

游戏功能：使儿童集中注意力，促进听觉系统的发展，培养儿童的合作意识。

游戏评价：

使儿童学会和他人合作，体验团队精神。当加入歌曲时，他们可以感受节奏，跟随节奏敲打工具。体会如猛敲锅盖或小声敲锅盖的有趣感觉。让儿童明白如何使闹钟或定时器发声，并理解其工作的原理。

游戏小贴士：

对于那些对声音敏感的儿童来说，先让他们轻轻用工具敲打，然后逐渐增强敲击的力度。对于那些感觉失调的儿童来说，可以先让他们感受重重敲击和轻轻敲打的差别，重复这一活动能帮助他们探索并改善自己对声音的反应。

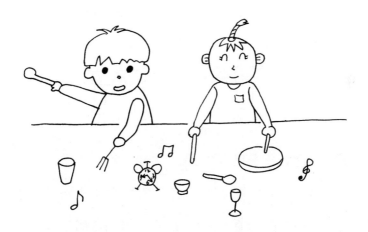

4. **游戏名称**：吸一吸。

游戏准备：小卡片、每个儿童一根吸管。

游戏场所：家庭、学校。

游戏规则：示范如何用吸管把小卡片吸在底部，然后停止吸气，放开小卡片。让儿童练习吸起卡片，然后让卡片落在教师或家长的手中。教师或家长可以把手放在任何地方，通过这种方式锻炼儿童控制卡片的能力。

游戏目标：促进儿童对嘴巴和呼吸的认识和理解。

游戏功能：训练儿童控制呼吸的能力。

游戏评价：通过游戏，儿童将学会控制嘴部动作和呼吸。

游戏小贴士：对儿童来说，马上学会吸住卡片可能比较难，可以先让他们吸一些容易被吸起的东西，例如棉花球。

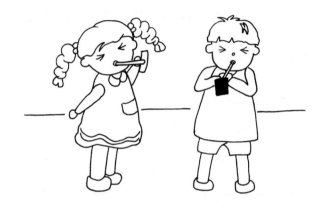

5. **游戏名称**：袜子里有什么。

游戏准备：一只干净的袜子，各种家居常用小物品或小食品，例如，铅笔、硬币、梳子、胶瓶、勺子、叉子、胡萝卜、橘子等。

游戏场所：家庭、学校。

游戏规则：在一只袜子里放至少三种物品，不让儿童看到，让儿童摸并说出是什么东西，如果儿童说不出是什么，就问"是或否"的问题，例如："是一把梳子吗？"或让他选择一个物品，比如："是梳子还是勺子？"如果儿童总是喜欢把东西从袜子里拿出来，那么就告诉他："把你的手放进袜子里并找到硬币。"

游戏目标：提高儿童感知觉，促进语言发展。

游戏功能：促进儿童手部触觉的发展，有助于儿童词汇量的积累。

游戏评价：

（1）在第一阶段，儿童们能通过对物体的命名来拓展他们的词汇量。

（2）猜物品时，儿童专注于指尖传递的信息，大脑可以接受并鉴别这些信息。

游戏小贴士：

（1）对于那些在两个词中选一个时只会重复后面单词的儿童来说，直接让他们说出物体的名字比较好。

（2）对于那些警惕性较强、没有安全感的儿童来说，他们不愿意把手放进未知的环境中。这时，可以把物品放进开放的盒子中用纸片或布遮盖住，然后再问他们盒子里是什么东西。

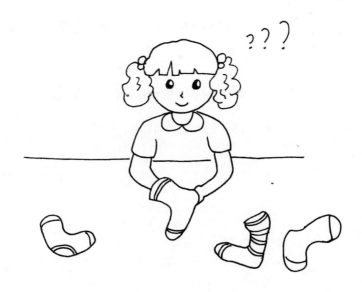

6.游戏名称：是或否游戏。

游戏准备：各类玩具若干。

游戏场所：家庭、学校。

游戏规则：把玩具分类放在桌子上。拿一个物品并把它放在错误的归类里，接着说出儿童心中可能想的话："错。"然后把它放在正确的分类里，说："对。"每次说词语的时候都要配合动作，摇头"错"，点头"对"，继续归类其他物品，每次当放错位置时都要配合夸张的"错"。如果儿童很擅长分类了，就让他纠正教师，并把物品放在正确的分类里，然后教师说"对"。

游戏目标：促进儿童对颜色和形状恒常性的感知和理解。

游戏功能：训练儿童的沟通能力，提高头部控制能力，促进模仿能力的发展。

游戏评价：

（1）游戏教会了儿童理解"对"和"错"的意义及用身体动作表达"对"和"错"。

（2）如果家长或教师表现得很滑稽、有趣，那么儿童与其他儿童之间也会彼此开玩笑，使气氛更为活跃。

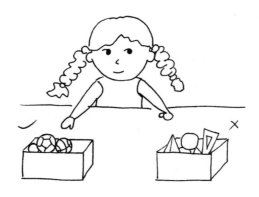

7. 游戏名称：骑冲浪板。

游戏准备：冲浪板、泳池、救生衣。

游戏场所：游泳馆。

游戏规则：一到两个成人抓住冲浪板以保持其平衡，让儿童坐在冲浪板上。当儿童舒服地坐在冲浪板上后，带着他绕泳池一周，鼓励他尽量保持平衡。成人可调节冲浪板的平衡程度以保证儿童不会掉进水里，也可以让儿童自己调节自己的身体平衡。

游戏目标：提高儿童集中注意的能力，增强他们的身体感受性。

游戏功能：训练儿童的协调性。

游戏评价：儿童将学会在移动的物体表面保持平衡。如果能成功调节平衡，奖励就是骑冲浪板。如果失败了，就会立刻得到惩罚，那就是掉进水里。喜欢跳进水里的儿童尤其会喜欢这个游戏。他们正经历着他们从未经历的事情，这能给幼儿带来极大乐趣。

游戏小贴士：平衡感较差的儿童或安全感差的儿童可能躺在有

成人帮助维持平衡的板上或躺在成人的臂弯里更好些,这样能使他们感觉更安全,也更愿意去感受移动带来的乐趣。

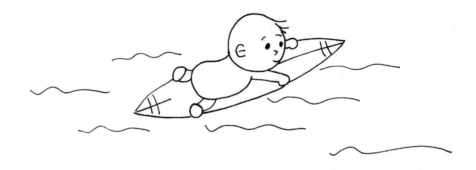

8. **游戏名称**:顶"帽子"。

游戏准备:书本、报纸。

游戏场所:家庭、学校。

游戏规则:让儿童用头顶着书本或报纸走向目的地,尽量不让书本或报纸掉下来。

游戏目标:提高儿童集中注意的能力和身体感受能力。

游戏功能:锻炼儿童的精细运动能力和协调性,促进小脑发育。

游戏评价:顶东西会让儿童产生一种挑战的感觉,挑战顶不同东西走路的同时保持平衡。这能发展儿童对身体平衡的控制能力,促进身体的协调性。

游戏小贴士:可以换不同的东西给儿童顶,但要注意物体重量和儿童安全。

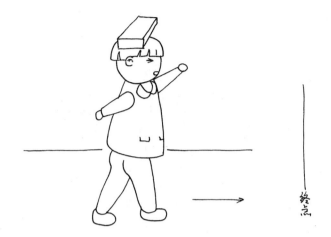

9. **游戏名称**：踩报纸。

游戏准备：足够多的报纸。

游戏场所：家庭、学校。

游戏规则：把儿童分成两至四组，鼓声一响，儿童们围着报纸跑，鼓声一停，儿童们就要设法踩在报纸上，脚不能直接接触地面，没站在报纸上或脚直接接触地面的参与者出局，剩下人多的小组获胜。一轮结束后将报纸对折，游戏反复进行。

游戏目标：提高儿童的注意集中度和身体感受性。

游戏功能：锻炼儿童的反应敏捷性，提高儿童的下肢运动能力，促进儿童身体协调性的发展。

游戏评价：该游戏能很好地锻炼儿童的反应敏捷度和身体平衡能力。当报纸越来越小的时候，该游戏的挑战性也越来越大，竞争性越来越强。

游戏小贴士：教师要告诉所有参与游戏的儿童，友谊第一，游戏第二,游戏中碰撞是正常现象,不要因此打闹,要注意安全。

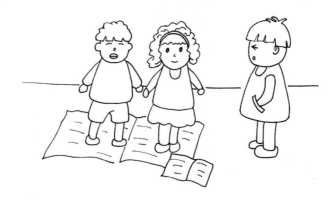

10. **游戏名称**:抢椅子。

游戏准备:椅子。

游戏场所:家庭、学校。

游戏规则:在室内将椅子面向外围成一个圆圈,游戏中椅子的数量要比参加游戏的人数少一个或者两个。参与游戏者围着椅子转圈,由一人在旁边喊"停",当喊"停"字后,大家要马上设法坐到椅子上(也可以放音乐,按音乐节奏来进行游戏)。没有坐到椅子的人被淘汰出局,同时带走一把椅子,这样人与椅子渐渐减少,最后只剩两个人抢一把椅子(没抢到椅子的人也可以不淘汰出局,为大家表演节目,然后游戏继续进行)。

游戏目标:提高儿童集中注意的能力,延长持续注意的时间。

游戏功能:发展运动能力,培养反应敏捷度和集中注意力的能力,培养观察能力和听觉辨别能力。

游戏评价:该游戏能很好地锻炼儿童的反应敏捷度和身体平衡

能力。当椅子变得越来越少的时候,挑战性变得越来越大,竞争性也越来越强。

游戏小贴士:教师要告诉参与游戏的儿童,友谊第一,游戏第二,游戏中碰撞是正常现象,不要因此打闹,要注意安全。

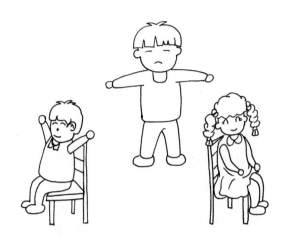

11. **游戏名称**:同舟共济(两人三足)。

游戏准备:足够长的绳子若干条。

游戏场所:家庭、学校。

游戏规则:两人为一组并排站立,将两人挨着的腿绑在一起,可以组成若干组,从起点出发,到达终点再返回到起点,最先到达的是获胜组。

游戏目标:培养儿童的社会性,提高儿童的语言功能。

游戏功能:提高儿童的协调性,培养儿童的合作意识,促进儿童的语言表达和沟通能力。

游戏评价:该游戏能培养儿童的合作意识,锻炼儿童的身体协调能力和沟通能力,一组的两个人如果能沟通良好并配合默契就能顺利完成游戏。

游戏小贴士:鼓励儿童用最快的速度到达终点,但同时要注意安全。各组在游戏结束后一起分享经验。

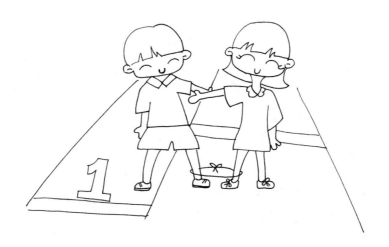

12. **游戏名称**:连体人。

游戏准备:有洞的报纸。

游戏场所:家庭、学校。

游戏规则:两人一组,将有洞的报纸套在两个人的头上,从起点走到终点,报纸不破的为获胜者。

游戏目标:提高儿童的身体感受性、合作意识和语言表达能力。

游戏功能:增强合作精神,提高肢体运动协调能力,增强控制力,增进儿童间的理解和交流。

游戏评价:该游戏能培养儿童的合作意识,锻炼儿童的身体协调能力和沟通能力。一组的两个人如果能沟通良好并配合默契就能顺利完成该游戏。

　　游戏小贴士:鼓励儿童用最快的速度到达终点,但同时要注意安全,并在游戏结束后各组一起分享经验。

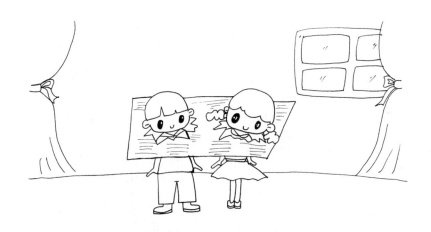

　　13. 游戏名称:白菜、白菜、瓜。

　　游戏准备:椅子。

　　游戏场所:家庭、学校。

　　游戏规则:在室内(如果条件允许,可以在室外)将椅子摆放成一个圆圈,椅子的数量要比参加游戏的人数少一把。参与游戏者坐在椅子上,站着的人用手指点坐着的每一个儿童的头,并说"白菜"或者"瓜",点到"瓜"的儿童马上起来追赶点他的那个人。如果点的人被抓到了,就要为大家表演节目,换被抓到的人用手指点,如果没被抓到,就继续用手指点"白菜"或者"瓜"。

　　游戏目标:提高儿童的反应敏捷度和注意集中的能力。

游戏功能：培养快速反应能力,训练听觉辨别能力。

游戏评价：点人的过程是最紧张的,被点到的人要迅速反应,这就很好地培养了儿童的反应敏捷度。

游戏小贴士：椅子要排好,防止在跑动的过程中绊倒儿童。

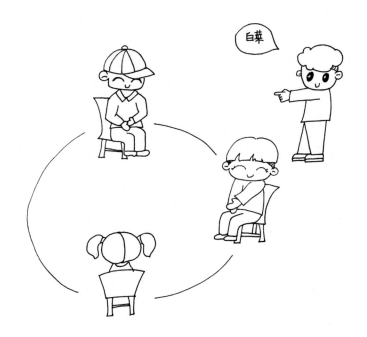

14. **游戏名称**：假想游戏。

游戏准备：铃铛。

游戏场所：足够宽阔的场地。

游戏规则：把教室或其他适宜的场地当作一片大森林,老师指定每个人的角色,例如,×××是大树,×××是石头,×××是老虎,×××是小白兔,可以根据人数指定更多的角色。游戏开始时,"大树"和"石头"不能动,"老虎"蒙上眼睛追赶带着铃铛的"小白兔",如果"小白兔"被抓到,就要表演节目。如果抓到"大树"或"石头","大树"和"石头"要告诉"老虎"我是"某某"。

游戏目标:提高儿童的身体协调性。

游戏功能:提高反应敏捷度,发展儿童的前庭平衡能力,促进小脑发育,增加注意力集中的时间,发展按规则游戏的意识,增强儿童之间的友谊。

游戏评价:这个游戏能培养儿童听声音辨别方向的能力,可以凭借铃铛的响声判断扮演小白兔的儿童在哪里。

游戏小贴士:场地要尽量宽敞没有阻碍,注意儿童的安全。

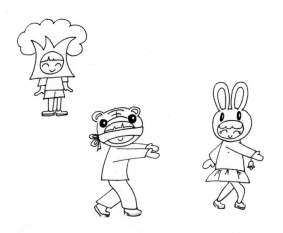

15.　**游戏名称:**丢手绢。

游戏准备:坐垫。

游戏场所:家庭、学校。

游戏规则:在室内(如条件允许,可以在室外)将坐垫摆放成一个圆圈,坐垫的数量要比参加游戏的人数少一个。参与游戏的儿童要坐在坐垫上,有一人拿着手绢绕着坐垫围成的圆圈走,边走边唱儿歌《丢手绢》,伺机把手绢放在一个儿童的后面,如果这个儿童发现了,就拿着手绢抓丢手绢的那个人。如果丢手绢的人跑一圈,回到被丢手绢者的位置前被抓到了,就要为大家表演节目,如果没被抓到,之前丢手绢的人的就要继续丢手绢。

游戏目标:提高儿童的身体感受性、注意集中性和社交沟通能力。

游戏功能:锻炼快速反应能力,发展身体运动能力和身体协调能力。

游戏评价:点人的过程是最紧张的,被点到的人要迅速做出反应,这就很好地培养了儿童的反应能力。

游戏小贴士:坐垫要排好,儿童之间要坐得远一些,不要离得太近,防止在跑动的过程中绊倒儿童。

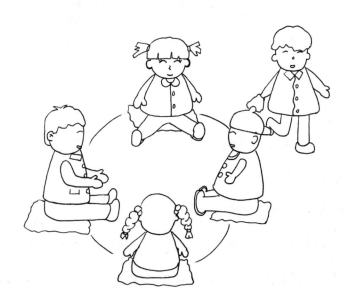

16. **游戏名称**:木头人。

游戏准备:无。

游戏场所:家庭、学校。

游戏规则:儿童说儿歌,说完儿歌后立刻静止不动,不说不笑地对视,谁先忍不住动或笑了,就算输。儿童边说儿歌边做动作,说完儿歌后,能立刻静止不动并能做出各种不同的姿势或模仿小动物,保持不动。

游戏目标:培养儿童的自控能力。

游戏功能:培养儿童的表演能力,增强自控能力。

游戏评价:游戏过程中能学习到儿歌,静止的时候要求儿童摆出不同的动作,有些姿势可能很搞笑,这就能使儿童在静止的时候忍不住笑出来,提高游戏的趣味性。

游戏小贴士:儿歌。

我们都是木头人

我们都是木头人,扛起枪来打敌人,不许说话不许动。

(可根据儿童的情况适当删减儿歌)

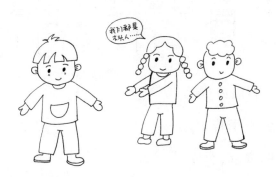

17. **游戏名称**：无敌梅花桩。

游戏准备：用旺仔牛奶罐制作的梅花桩 10 个。

游戏场所：家庭、学校。

游戏规则：10 个人一组，单脚站在梅花桩上，计时 15 秒，在规定时间内单脚或者双脚没有落地者得分，反之则不得分（或者单脚站立，看哪位参与者站立时间长，时间长者获胜）。

游戏目标：训练儿童的大肌肉，发展平衡能力。

游戏功能：锻炼儿童的下肢支撑能力、身体平衡能力和耐力。

游戏评价：游戏过程中不仅需要参与者拥有良好的平衡能力，也需要有很好的耐力。

游戏小贴士：要确保牛奶罐能支撑儿童的体重，确保儿童的安全。

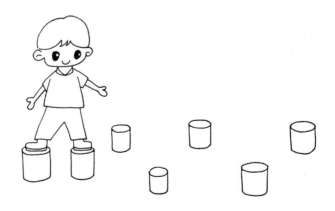

18. **游戏名称**：剪羊毛。

游戏准备：夹子若干。

游戏场所：家庭、学校。

游戏规则：每组有两名儿童，一名儿童身上夹满了夹子，每组的两名儿童要设法取得其他组儿童身上的夹子，同时要保证自己组的夹子不被别人获得，最终哪组取到的夹子最多哪组获胜。

游戏目标：培养儿童的社会互动能力，训练儿童动作的灵活性。

游戏功能：培养儿童的身体协调能力和观察能力。

游戏评价：该游戏的乐趣在于取对方夹子的同时要保护自己身上的夹子不被对方拿到，对身体的灵活性要求比较高。

游戏小贴士：在游戏过程中注意夹子不宜夹得太紧，防止夹坏儿童的衣服等。

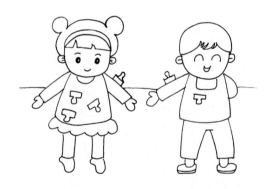

19. **游戏名称**：小鸡吃米。

游戏准备：一些小硬纸片或小塑料块。

游戏场所：家庭、学校。

游戏规则：在地上画一个圆圈当鸡舍，扮演小鸡的儿童站在圆圈内。另选一名儿童扮演饲养员，手拿一些小硬纸片或小塑料块当米，站在圈外。播放音乐前奏时做好准备，歌曲开始后，"饲养员"边唱边随节奏在圈外撒"米",唱到"你也捡,我也拾"时,"小鸡"出圈争拾。音乐结束,拾"米"多者获胜并当"饲养员"。

游戏目标:提高儿童注意的集中性和动作的灵活性、准确性。

游戏功能:锻炼儿童的反应敏捷度、协调性,培养儿童的观察力。

游戏评价:大家一起唱歌能增强儿童的集体感,唱到最后的时候是最紧张的时候,反应快的儿童能很快"出圈",并且晋级制度能使儿童产生很强的荣誉感。

游戏小贴士:要有足够的空间场地,防止儿童因为争抢而跌倒等。

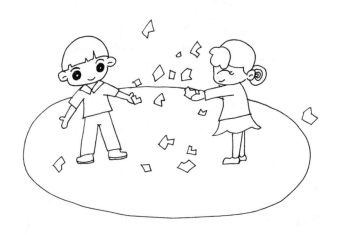

20．**游戏名称**:走线。

游戏准备:在地上写个大大的汉字。

游戏场所:操场等空地。

游戏规则:教师在室外的大块空地上写一个大大的汉字,让儿童在笔画线上跑动,要求儿童一定要踏线跑动,一旦离开线,就被淘汰,换人继续进行游戏。

游戏目标:提高儿童对身体的感受能力,促进他们的小脑发育。

游戏功能:培养儿童的平衡能力、协调能力,促进儿童学习更多的汉字。

游戏评价:在保持平衡的同时能学习不同笔画的写法,学习新的汉字。

游戏小贴士:在地上写不同的汉字让儿童沿着笔画线跑动,这样能让儿童习得更多的汉字,同时要注意儿童的安全。

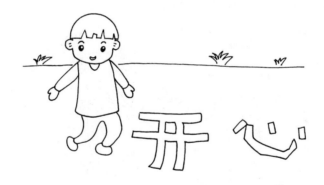

21. **游戏名称**:报纸运球。

游戏准备:报纸若干、球若干。

游戏场所:家庭、学校。

游戏规则:把儿童分成若干小组,每组两人,每组一张报纸、一个球。教师发令后,儿童把球放在纸上,两人协作把纸拉平,托着球向目的地前进,球掉下后,应重新把球放在纸上再前进。先到达目的地的小组获胜。

游戏目标:提高儿童的身体协调能力、注意力,培养儿童的社会互动能力和语言交流能力。

游戏功能:促进儿童肢体协调能力的发展,锻炼儿童的耐性,培养儿童的合作精神和沟通交流能力。

游戏评价:该游戏能培养儿童的合作意识,锻炼儿童的身体协调能力和沟通能力。一组的两个人如果能配合默契,沟通良好就能顺利完成游戏。

游戏小贴士:鼓励儿童用最快的速度到达终点,同时要注意安全,并在游戏结束后一起分享经验。

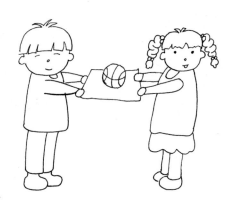

22. 游戏名称:画影子。

游戏准备:厚而不透水的纸、蜡笔或彩笔、绘画颜料。

游戏场所:家庭、学校。

游戏规则:晴天的时候带儿童站在路边或草地上,家长或教师示范如何在纸上画出一个儿童影子的轮廓。再让儿童摆出各种有趣的姿势,画出他的轮廓,画完以后可以再让儿童把大人的影子也画出来,再在影子的轮廓内涂上颜色。还可以带儿童到户外,在地面或墙上指出树、叶子、树枝及灌木丛的影子。

游戏目标:拓展儿童的思维,激发儿童的好奇心,训练儿童的动手操作能力。

游戏功能:培养儿童的创造性、想象力和动手操作的意识。

游戏评价:游戏能很好地培养儿童的动手操作能力和创造性,让他们了解到不同的物体会产生不同的影子。

游戏小贴士:通过观察不同的影子,儿童会认识到大自然的奇妙,从而产生好奇心和探险的兴趣。而画不同的影子则培养了儿童的动手操作能力。

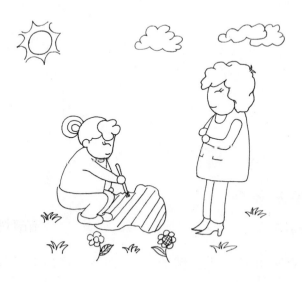

23. 游戏名称:上上下下。

游戏准备:两张桌子拼接起来为一组,摆成两三组,间隔摆放,桌子下面铺设海绵垫子。

游戏场所：家庭、学校。

游戏规则：儿童以桌子的一端为起点，先在第一组桌子下钻爬，通过第一组桌子后，站起来从第二组的桌子上面爬过去，依此类推。游戏可以反复进行。

游戏目标：锻炼儿童动作的灵活性，发展儿童四肢的协调能力。

游戏功能：培养儿童的身体灵活性和协调能力。

游戏评价：完成此游戏需要很好的身体灵活性和协调能力，如果使用计时的方法进行比赛，会有很强的竞争性和趣味性。

游戏小贴士：游戏难度较大，适合年龄较大的儿童玩。

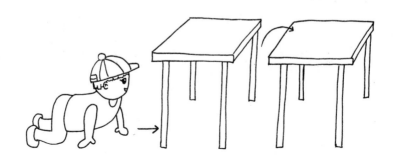

24. **游戏名称**：踢毽子。

游戏准备：毽子。

游戏场所：家庭、学校。

游戏规则：儿童一手持毽子，一只脚站在地面上，把毽子抛向空中，用另一只脚做踢毽的动作，连续进行，一段时间后，可提高难度。规定时间内踢毽子数量最多者为赢。

游戏目标:培养儿童的身体协调能力,提高儿童注意的稳定性。

游戏功能:提高儿童手眼脚的协调能力,促进下肢力量和平衡能力发展。

游戏评价:分阶段进行游戏能给儿童一个渐进的理解游戏的过程,增加了游戏的趣味性和竞争性。

游戏小贴士:可以把儿童分成两组,一组踢毽子,另一组帮忙计数。

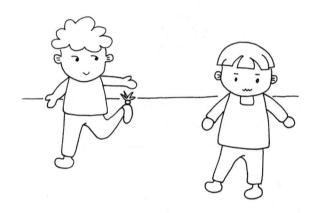

25. 游戏名称:青蛙运粮食。

游戏准备:足球(或篮球、排球)若干。

游戏场所:家庭、学校。

游戏规则:儿童从同一起跑线出发,身体半蹲,两膝分开,两脚呈八字形,双臂体前下垂抱球,边跳边运球边学青蛙"呱呱"地叫,声音洪亮并先到达终点的儿童得到表扬或奖励。

游戏目标:锻炼儿童的身体协调能力。

游戏功能：增强下肢肌肉力量、关节灵活性和耐力,提高腿部弹跳力。

游戏评价：儿童扮成青蛙,让游戏充满了模仿性和可玩性。并且采取比赛的方式也为游戏增添了竞争性。

游戏小贴士：先到达终点者受到表扬,最后到达终点的人也要给予鼓励。

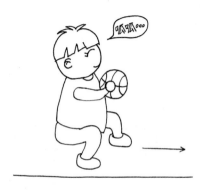

26. **游戏名称**：贴五官。

游戏准备：一张硬纸板(纸板正面有人的头部轮廓)、可贴的鼻子。

游戏场所：家庭、学校。

游戏规则：将儿童的眼睛蒙上,原地转三圈,成人可牵着儿童的手或者用语言指挥儿童,将儿童带到贴五官如鼻子的位置,儿童贴准确即获成功。

游戏目标：提高儿童的空间感知能力和前庭平衡能力,促进儿童合作意识的发展。

游戏功能:训练儿童的平衡感和身体协调性,提高儿童运动的协调性,促进儿童和成人间的互动。

游戏评价:成人也参与到游戏当中,这促进了成人和儿童间的互动。

游戏小贴士:可以让儿童和成人互换角色,让儿童指导成人去贴五官。

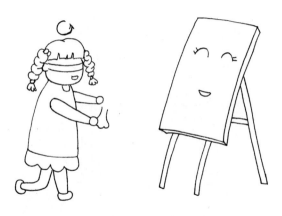

27. **游戏名称**:配对游戏。

游戏准备:纸牌若干张。

游戏场所:家庭、学校。

游戏规则:教师手里拿两张(或多张)纸牌,儿童手里有一张纸牌,让儿童在教师手里抽到和自己手里一样的纸牌,再由教师抽,教师和儿童交替进行。

游戏目标:锻炼儿童的思维灵活性,促进儿童社会互动能力的发展。

游戏功能：培养儿童的观察能力，提高他们的分类辨别能力，促进儿童和成人的互动。

游戏评价：成人也参与到了游戏当中，这增加了成人和儿童的互动，促进成人和儿童的关系。

游戏小贴士：可以藏起一张牌，增加游戏的趣味性。

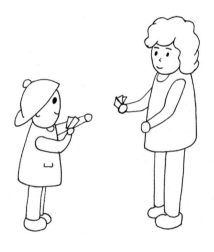

28. **游戏名称**：单腿撞人。

游戏准备：无。

游戏场所：家庭、学校。

游戏规则：参加游戏的儿童都要抱拢双肩，单腿站立，然后两个人互相碰撞，双脚着地或松开抱拢的手者为输。

游戏目标：提高儿童的身体协调性和耐力，促进儿童社会性的发展。

游戏功能：训练儿童下肢支撑身体的稳定性和协调性，也可以培养儿童顽强坚持的意志品质。

游戏评价：游戏是以互动的形式进行的，在提高儿童的身体协调性之外也增进了儿童间的友谊。

游戏小贴士：教师要注意儿童的安全。

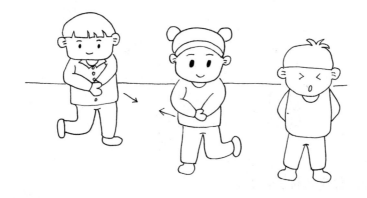

29. 游戏名称：抬轿子。

游戏准备：1 米左右的四方布 2 块、球 2 个。

游戏场所：家庭、学校。

游戏规则：每 4 个人一组，分 3 组。游戏开始，4 个人拿着布的 4 角，把布张开，布上面放上球，将手高举过头顶，2 组同时向前走，别让球从布上掉下来，如果球掉下来就要停止向前走，把球放回布上再继续走，最先到达终点的组取胜。

游戏目标：促进儿童社会性的发展，提高儿童的语言能力。

游戏功能：有利于培养儿童的合作意识，发展儿童的沟通能力和观察能力，训练上肢力量，增强耐力。

游戏评价:游戏是以小组的形式进行的,要完成游戏必须 4 个人共同配合,这样就增强了儿童的集体意识和合作意识。

游戏小贴士:教师要注意儿童的安全。

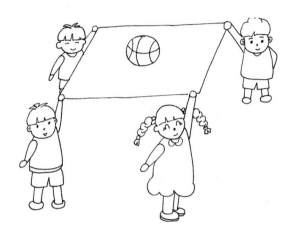

30.**游戏名称**:相互拉。

游戏准备:绳子。

游戏场所:家庭、学校。

游戏规则:让两个儿童背靠背,把绳子系在儿童腰上,两人背对背跪在两条线中间的地上相互拉,尽量双手着地,看谁先摸到线,先摸到线者取胜。

游戏目标:锻炼儿童身体的柔韧性和协调性。

游戏功能:增强肌肉力量,提高运动能力。

游戏评价:游戏以一种变相的竞争形式进行,娱乐性较强。

游戏小贴士:绳子不宜系得太紧,防止系在身上的绳子伤害到儿童。

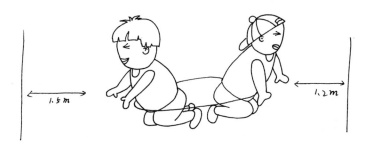

31. 游戏名称:抓萤火虫。

游戏准备:无。

游戏场所:家庭、学校。

游戏规则:将儿童分为若干组,每组两个人。每组当中的 A 承担抓萤火虫的任务,B 则半蹲着,跟在 A 后面,假装是萤火虫。老师下令开始后,A 就要跑出去抓另一组的 B,同时也要保护自己背后的 B 不让对方抓去,如果抓到对方的"萤火虫",就把他带回自己的营地,然后再去抓别的"萤火虫"。抓到对方带回阵地时,两人都可以站起来走。

游戏目标:训练儿童的身体灵活性和思维灵活性,有助于儿童社会互动能力的发展。

游戏功能:培养儿童的合作意识、观察能力,提高运动的灵活性。

游戏评价:游戏是以小组的形式进行的,要完成游戏,小组的两个成员必须密切配合,这样就增强了儿童的集体意识和合作意识。

游戏小贴士:游戏开始之前要告诉儿童遵守游戏规则。

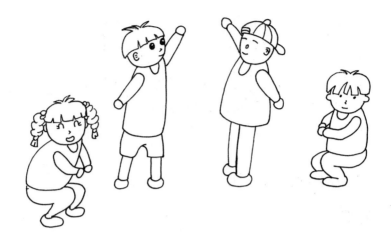

32. 游戏名称:老鹰抓小鸡。

游戏准备:无。

游戏场所:家庭、学校。

游戏规则:一名儿童扮演老鹰,另一名儿童扮演鸡妈妈,其余儿童依次拉住前一名儿童的衣服扮演小鸡,躲在"鸡妈妈"的后面。游戏开始后,"老鹰"面对"鸡妈妈",向两侧跑动,伺机抓住"小鸡","鸡妈妈"则伸开双臂,阻挡"老鹰"。

游戏目标:锻炼儿童的运动灵活性,发展儿童的社交互动能力和沟通能力。

游戏功能:培养儿童的集体意识和合作精神,锻炼儿童侧身跑和躲闪跑的能力,提高运动的灵活性,培养儿童解决问题的能力。

游戏评价:游戏是以小组的形式进行的,要完成该游戏需要小组所有成员共同配合,这样就增强了儿童的集体意识和合作意识。

游戏小贴士:可伴随唱下面儿歌。

老鹰天上飞,小鸡地上跑,

老鹰飞下来,小鸡快快跑。

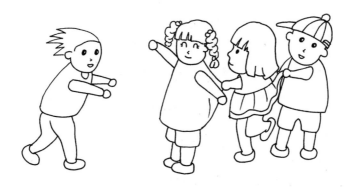

33. 游戏名称:切西瓜。

游戏准备:无。

游戏场所:家庭、学校。

游戏规则:儿童手拉手围成圆圈,一人扮演切西瓜的人,在儿童手拉手的地方做切西瓜的动作,同时说儿歌,当说到儿歌最后一个字时,切西瓜的手落在哪两名儿童手拉手的地方,这两名儿童就沿着圆圈分别向相反方向跑一圈,然后回到自己的位置上,先到者为胜。再由先到的儿童扮演切西瓜的人,游戏重新开始。

游戏目标:锻炼儿童的动作灵活性,培养儿童的社交互动、沟通能力。

游戏功能:提高儿童的身体灵活性,锻炼儿童的敏捷反应与快速绕圈跑动的能力。与其他儿童一起玩有助于儿童社交互动能力的发展。

游戏评价:游戏是很多儿童一起进行的,有利于儿童们相互熟悉和沟通,产生集体意识。

游戏小贴士:附儿歌。

切,切,切西瓜,

西瓜西瓜哪里来?

农民伯伯种出来,

我把西瓜一切二!

在儿童奔跑时,要注意安全,防止碰撞。

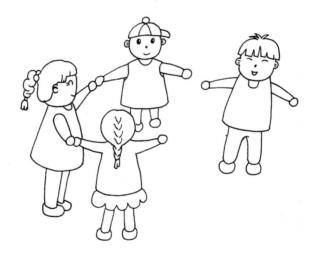

34. **游戏名称**:石头、剪刀、布。

游戏准备:无。

游戏场所:家庭、学校。

游戏规则:两名儿童结伴,指定一个地方为终点,分别用手出示石头、剪刀、布的动作。如剪刀赢,走 2 步,石头赢走 10 步,布赢走

5步,先到者为胜。

游戏目标:锻炼儿童运动的协调性,提高儿童思维的灵活性。

游戏功能:能提高儿童身体的灵活性,练习儿童的逻辑思维与模仿能力。

游戏评价:这个游戏的乐趣在于要仔细观察对方的动作和手势。

游戏小贴士:游戏变式——循环相克令。

方法如下:令词为"猎人、狗熊、枪",两人同时说令词,在说最后一个字的同时做出相应动作——"猎人"的动作是双手叉腰,"狗熊"的动作是双手搭在胸前,"枪"的动作是双手举起呈手枪状。输赢的规则是:猎人赢枪、枪赢狗熊、狗熊赢猎人,动作相同则重新开始。

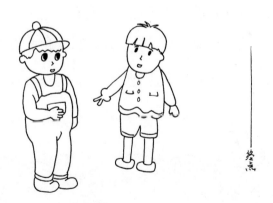

35. **游戏名称**:咬尾巴。

游戏准备:蛇头、蛇尾头饰各两个。

游戏场所:家庭、学校。

游戏规则：

（1）将若干儿童分成人数相等的两组（每组十人以上）。

（2）两组儿童站成两队，相向而立。

（3）每组最前面的儿童带上蛇头的头饰作蛇头，最后一名儿童带上蛇尾的头饰作蛇尾。

（4）由蛇头开始走圆圈，由慢步到快步再到小跑步。

（5）听鼓令，开始唱：菜蛇花，两面搭，回过头来咬尾巴。由一组的"蛇头"去咬另一组的"尾巴"，咬中则为胜。

游戏目标：促进儿童动作协调性的发展，培养儿童的社会互动能力。

游戏功能：提高儿童的反应敏捷性和身体灵活性，提高儿童的合作意识。

游戏评价：游戏是以小组的形式进行的，要完成游戏必须小组所有人共同配合，这样就增强了儿童的集体意识和合作意识。

游戏小贴士：游戏开始之前要叮嘱儿童遵守游戏规则。

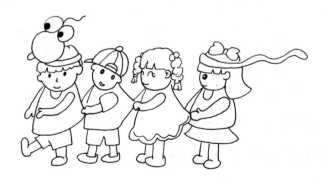

36．**游戏名称**：打弹珠。

游戏准备：弹珠。

游戏场所：家庭、学校。

游戏规则：2～5人均可玩。找一块平地，画好界线，在地上挖6个洞（中间1个大洞，周围5个小洞）。参赛者从起点按顺序弹出弹珠，先进周围的小洞，最后进中间的大洞。最先进大洞的为胜。

游戏目标：促进儿童动作灵活性和身体协调性的发展。

游戏功能：促进儿童手部精细动作的发展，训练儿童手眼协调能力。

游戏评价：游戏完全依靠手部动作和眼睛的配合进行，这对儿童的手部动作要求很高。

游戏小贴士：要找能挖洞的地方进行游戏，并告诉儿童不要随便在地上挖洞，否则会破坏环境。

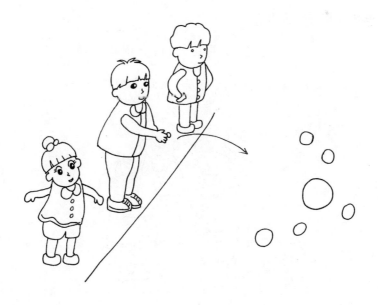

37. **游戏名称**：飞船和流星。

游戏准备：无。

游戏场所：家庭、学校。

游戏规则：游戏人数不限，在规定的场地内，每个儿童伸出一只手并竖起大拇指让同伴握住，儿童边说儿歌边依次抓握叠成塔状。说完儿歌后，最下面的儿童当飞船，其余的当星星，"飞船"随即开始捉"星星"，"星星"被捉到后等待下一次游戏开始。

游戏目标：训练儿童快速动作和集中注意的能力，锻炼儿童的思维灵活性。

游戏功能：提高儿童灵活跑动的能力、反应速度和逻辑思维能力。

游戏评价：游戏中角色的不停变换需要儿童思维灵活，集中注意力。

游戏小贴士：附儿歌。

小星星，亮晶晶，一闪一闪眨眼睛，

我是小小飞行员，飞到太空捉星星。

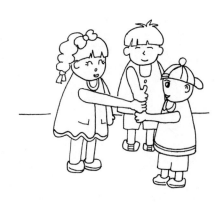

38. 游戏名称：猫捉老鼠。

游戏准备：无。

游戏场所：家庭、学校。

游戏规则：多名儿童手拉手向内围成圆圈，一名儿童站在圈外扮演猫，一名儿童在圈内扮演老鼠。游戏开始，大家齐唱："老鼠老鼠一月一，早来！老鼠老鼠二月二，早来！……"一直唱到"老鼠老鼠九月九，逮到老鼠咬一口！"此时，"老鼠"自圈内钻出，"猫"趁势追"老鼠"，"老鼠"可钻进"洞"（圈）内，但不可停留。如几轮未抓到"老鼠"，则猫鼠角色对换，如抓到"老鼠"，则"老鼠"表演节目。

游戏目标：锻炼儿童动作的敏捷性，促进儿童思维灵活性和注意集中性的发展。

游戏功能：提高儿童运动的灵活性，训练儿童快跑及闪躲的能力，促进判断能力的发展。

游戏评价：游戏中角色的不停变换需要儿童思维灵活，集中注意力。

游戏小贴士：附儿歌。

老鼠老鼠一月一，早来！

老鼠老鼠二月二，早来！

老鼠老鼠三月三，早来！

……

老鼠老鼠九月九，逮到老鼠咬一口！

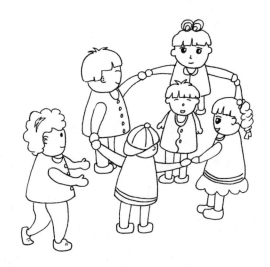

39. **游戏名称**：捉迷藏（1）。

游戏准备：无。

游戏场所：家庭、学校。

游戏规则：一名儿童为找人者，在指定区域中闭上眼睛大声数数，其他儿童为藏者，在指定区域附近迅速藏好。找人者数到 10 后，就离开指定区域去找人。藏的人可以在暗中不动，也可以悄悄跑回指定区域，只要有一名儿童被找到，就交换角色，游戏重新开始。

游戏目标：锻炼儿童的动作协调性和思维灵活性。

游戏功能：锻炼儿童快跑及躲闪的能力，提高运动的灵活性，促进判断能力的发展。

游戏评价：游戏中角色的不停变换需要儿童思维灵活，集中注意力。

游戏小贴士:游戏中有跑动,教师需要注意儿童的安全。

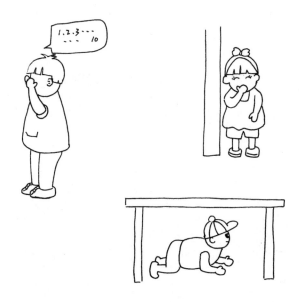

40. **游戏名称**:捉迷藏(2)。

游戏准备:长毛巾或布条。

游戏场所:家庭、学校。

游戏规则:一名儿童为找人者,用毛巾或布条蒙住他的眼睛并数数,同时同伴在指定范围附近选定位置藏好。当找人者数到 10 时,同伴就不能再随意走动,而且要保持安静,找人者可以通过之前感觉到的笑声和脚步声来判断同伴的位置。当捉到某个同伴时,就和该同伴调换角色继续游戏。

游戏目标:培养儿童的听觉敏感性。

游戏功能:训练儿童的反应敏捷性与判断能力,提高儿童的空间感知能力、方向感以及对声音的辨别能力。

游戏评价:此游戏需要很好的方位辨别能力,这对儿童的要求较高,但如果只是纯粹的玩,而不考虑方位问题,则该游戏趣味性较强。

游戏小贴士:被捉的人必须在指定位置附近活动,当被蒙着眼睛的儿童数到 10 之后,被捉的人不可以躺下、坐下或发出声音。

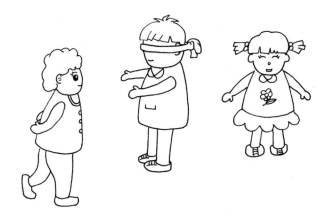

41. 游戏名称:玩偶情境表演。

游戏准备:手套玩偶。

游戏场所:家庭、学校。

游戏规则:请若干儿童每人选一个手套玩偶进行即兴表演,根据自己玩偶的特色,可以模仿玩偶的话语、动作等。

游戏目标:促进儿童思维灵活性和社交互动能力的发展,促进儿童语言表达能力的发展。

游戏功能:培养儿童的想象力、口语表达能力和表演能力。

游戏评价:此游戏需要儿童有丰富的想象力和语言表达能力,

能给儿童提供表现自己的机会。

游戏小贴士:可以几个人一组,用不同的手偶编故事并即兴表演出来。

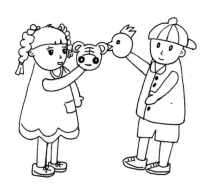

42. **游戏名称**:铅笔入瓶。

游戏准备:大号夹子、铅笔、各种动物造型的小瓶子、地垫、五角星。

游戏场所:家庭、学校。

游戏规则:

(1) 在平坦的地面上放置8块小地垫,上面放上8个卡通小瓶子。

(2) 夹子上系一根长绳,绳子另一头系一支笔。

(3) 将夹子夹在后背的衣服上,不用手,单靠身体调整距离,将笔放在小瓶子里。

(4) 尝试将夹子夹在身体任意部位,将笔放进瓶子。

游戏目标:提高儿童的身体协调能力,训练儿童运动的稳定性和准确性。

游戏功能：该游戏可以培养儿童的空间知觉能力。

游戏评价：为把铅笔放进瓶子里，儿童需要不断地调整身体姿势，这能训练儿童的身体平衡性，提高儿童控制身体的能力。

游戏小贴士：可以选择瓶口较小的瓶子，增加游戏的难度。

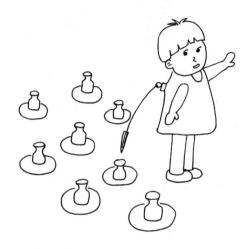

43. **游戏名称：**螃蟹赛跑。

游戏准备：80 厘米长的绳子若干。

游戏场所：家庭、学校。

游戏规则：划定一个圈，参加游戏的小朋友两人一组，两名儿童背靠背站立，腰部系上一根绳子，组成一只"螃蟹"。选一只"螃蟹"为追者，其他为逃者。小朋友一起说儿歌："小螃蟹，横着跑，跑来跑去乐陶陶。螃蟹妈妈追来了，螃蟹赶快往家跑！"说完儿歌，即开始追逃。追者一旦拍及逃者，逃者便要出圈，等捉到一部分逃者后，可重新挑选追者，游戏重新开始。游戏结束后，捉螃蟹最多的组获胜。

逃者不能出圈,否则就算被捉住。

游戏目标:促进儿童下肢运动能力、思维灵活性和社交互动能力的发展。

游戏功能:提高儿童的身体协调性及灵活性,培养儿童的合作意识。

游戏评价:游戏中角色的不停变换需要儿童思维灵活并集中注意力。

游戏小贴士:游戏中有跑动,教师需要注意儿童的安全。

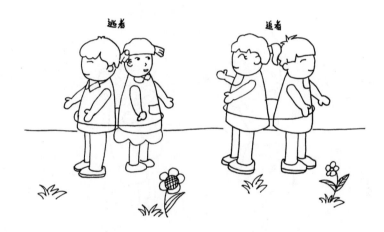

44. **游戏名称**:玩手影。

游戏准备:无。

游戏场所:家庭、学校。

游戏规则:教师教儿童用双手摆出各种手型,在背光时形成影子,通过变化手型,影子呈现出不同的形状。

游戏目标:提高儿童的思维灵活性,促进儿童的动手能力。

　　游戏功能：激发儿童的想象力和创造力,提高儿童手指动作的灵活性。

　　游戏评价：此游戏对手部动作的要求较高,有助于发展儿童的手部灵活性。

　　游戏小贴士：可以让儿童自由尝试用不同的手部动作比画出各种形状,并与大家分享自己的发现。

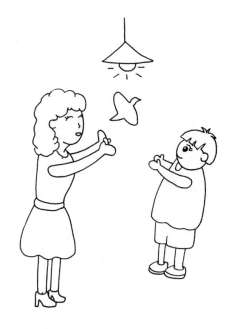

　　45. 游戏名称：巧用乒乓球。

　　游戏准备：3 只玻璃杯灌满水并排摆开,第 1 只杯里放 1 只乒乓球。

　　游戏场所：家庭、学校。

　　游戏规则：游戏者在 1 分钟内将乒乓球从第 1 只杯吹进第 2 只

杯,再吹进第 3 只杯,全部吹完即获胜。

游戏目标:发展儿童的自控能力。

游戏功能:有助于提高儿童的自我控制能力,培养儿童动作的准确性,提高儿童对呼吸的控制能力。

游戏评价:游戏趣味性较高,有助于儿童提高对呼吸的控制能力。

游戏小贴士:可以增加水杯的数量,比赛看谁吹过的杯子多。

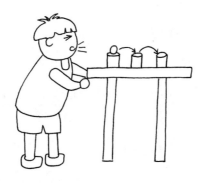

46. **游戏名称**:滚球打垒。

游戏准备:圆圈内放木质圆柱若干个(数量不限),木球 1 个。

游戏场所:家庭、学校。

游戏规则:游戏者站在距圆圈 4 米远的白线上,向圈内滚球击圆木柱。击倒 1 个,得 1 分,得分多者获奖。

游戏目标:提高儿童的身体协调能力。

游戏功能:锻炼儿童的上肢大肌肉群和小肌肉群的协调运动能力,提高动作的准确性,练习手眼协调能力。

游戏评价:游戏要求儿童有较好的身体协调能力,有助于儿童发展身体的协调性。

游戏小贴士:游戏以比赛的形式进行,给予获胜者奖励的同时也要给予失败者鼓励。

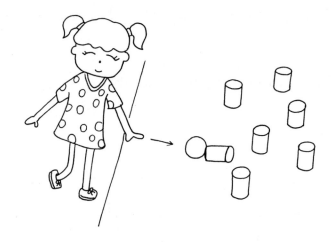

47. 游戏名称:什么过去了。

游戏准备:无。

游戏场所:家庭、学校。

游戏规则:儿童围成圆圈坐在小椅子上。游戏开始,大家闭上眼睛,用耳朵听教师学各种动物(如:猫、狗、公鸡、母鸡、小鸡、青蛙等)的叫声,然后说出是哪一种动物走过去了。如,老师叫:"喵、喵、喵!"一个儿童猜:"是小猫走过去了。"如果猜对了,老师再学另一种动物叫,如果猜错了,请大家再听一次。

游戏目标:促进儿童社交互动能力和听觉敏感性的发展。

游戏功能:本游戏是教学游戏和联合游戏,可以提高儿童的学习能力,训练儿童的听觉辨别力、想象力以及语言模仿能力。

游戏评价:游戏在儿童对不同的动物叫声都有所了解的情况下才能进行。这有助于儿童了解动物的叫声。

游戏小贴士:熟悉游戏以后,可以请一个儿童学动物叫,其他人闭上眼睛听。

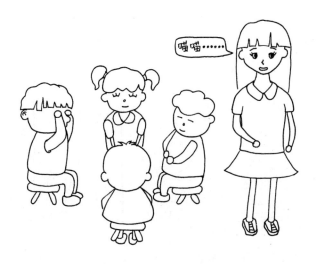

48. **游戏名称**:过小河。

游戏准备:每个儿童准备两块积木(中型),在场地上画两条相距十米的平行线作为"小河"。

游戏场所:家庭、学校。

游戏规则:儿童把两块积木摆在"河岸"上,中间隔一小步距离。然后从第一块积木走到第二块积木上,蹲下,把后面一块积木拿到前面,同样间隔一小步距离,再走到这块积木上,连续不断搬动积木向前进,直到"河"对岸。参加游戏的人数不限,两人或多组进行竞赛,看谁先到达终点。

　　游戏目标:培养儿童的运动协调能力和思维灵活性。

　　游戏功能:这是平行游戏,训练儿童的平衡能力和使用工具解决问题的能力。

　　游戏评价:游戏要求儿童有较好的逻辑思维能力和动手操作能力。

　　游戏小贴士:此游戏适宜年龄较大的儿童。

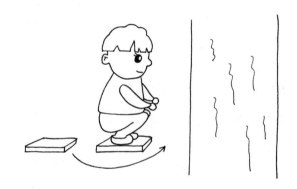

第四章
孤独症青少年的游戏

青春期是个体以第二性征出现为起点并以性成熟为主要特征的时期。在此期间,个体在身高、体重等方面经历第二次发育高峰。青春期一般在 10～20 岁期间,其中,10～14(或 15)岁为青春前期(女性为 10～13 岁、男性为 12～15 岁),15～20 岁为青春后期(女性为 14～18 岁,男性为 16～20 岁)。青春期是个体从童年步入成年的转折过渡期。

青春期是个体发育的鼎盛时期及性成熟时期。生理上的成熟使得处于此阶段的青少年在心理上会产生成人感,成人感是青少年自我意识的一种。进入青春期后,由于身体的迅速成熟和自我意识的发展,青少年好像突然意识到自己不再是个孩子,而是一个大人了,他们开始以成年人自居,产生了个体成熟的体验。但是,由于他们的心理发展严重滞后于生理发展,会出现"心理断乳",容易感到理想和现实出现很大差距,从而产生挫败感。由于青春期个体的身心发展不平衡,他们会面临各种心理危机,例如反抗心理、心理完整性差等。

第一部分　青少年身心发展特征

一、正常发展青少年的青春期

(一)生理的发展

婴儿期是个体生长发育的第一个高峰期,青少年时期是第二个高峰期。在这一时期,青少年在身体外形、内脏机能、性成熟及运动能力等四方面发展迅速。

1. 身体外形的变化

青少年的身体发育很快,他们在身高、体重、体型等方面都发生了很大的变化,主要表现在以下几方面:身高迅速增长,每年至少要长高 6～8 厘米,体重迅速增加,12～13 岁是增长高峰,14 岁以后增长速度迅速下降,15 岁以后,体重已接近成人,第二性征出现。

2. 内脏机能的成熟

青少年的内脏机能迅速发展并逐渐达到成熟,主要表现在以下几方面:心理压缩机能增强,肺功能的发育明显加速,肌肉力量增强,大脑发育。

3. 性成熟

生殖系统是人体各系统中最晚发育成熟的,它的成熟标志着人体生理发育的完成,标志着性的成熟。性成熟包括:性激素的增多,性器官的发育,性机能的发育。

4. 运动能力的发展

青少年身体机能迅速发育并达到成熟,使得运动能力得到了迅速发展。运动能力主要体现在身体运动的速度、力量、耐力、灵敏性和柔韧性等方面。青春期身体素质的发育具有明显的阶段性,了解这些规律,科学合理地安排体育活动,有助于促进青少年健康成长。

（二）认知的发展

1. 感知觉的发展

婴幼儿的许多基本的感知觉已达到成人水平，但与思维的概括性和语言发展有关系的感知觉还是在青春期发展得更好，例如对时空关系的准确把握等。观察力是感知觉发展的高级形式，在青春期，观察力得到了充分的发展，主要表现在观察目的更明确、观察时间更持久、观察内容更精细、观察角度更概括等。

2. 记忆力的发展

有研究表明：青少年记忆的容量达到 11.04 ± 0.4 个单位。在青春期，青少年能够自觉有效地运用各种记忆策略，例如意义记忆和机械记忆等，记忆效果达到了个体记忆的最佳时期。即工作记忆的容量最高、能够灵活地运用多种记忆策略来增强记忆效果等。

3. 思维的发展

按皮亚杰关于个体智力发展年龄阶段的划分，青少年正处于"形式运算"阶段，他们的思维具有逻辑抽象性。青少年在头脑中可以把事物的形式和内容分开，离开具体事物，根据假设来进行逻辑推演，运用形式运算来解决逻辑问题。

青少年的思维品质中显示出明显的矛盾性，主要表现为在思维创造性和批判性得到明显增强的同时，思维的片面性和表面性依然突出。与此同时，以自我为中心的思维特征再度出现，即青少年虽然能区别自己与他人的想法，但不能明确区分他们自己关心的焦点与他人关心的焦点的不同。

（三）语言的发展

青少年时期语言的发展主要表现在语言的理解和表达上。这一时期,通过对词语和句法的学习积累,他们对语言的理解已经趋于成熟。青少年的阅读和听写能力不断增强,并能够准确运用词句及语法来表述事实。

（四）个性心理特征的发展

1. 自我意识高涨

青春期是自我意识发展的第二个飞跃期。在此阶段,青少年的内心世界越发丰富起来,他们在日常生活和学习中常常内省,经常沉浸在关于"我"的思考和感受中。这也导致了他们个性上的主观偏执性,一方面,青少年总是认为自己正确,听不进别人的意见,另一方面,他们又感到别人似乎总是用尖刻的态度对待他们,用挑剔的眼光审视他们。这种突然高涨的自我意识,使得青少年的个性出现了暂时的不平衡。

2. 反抗心理

反抗心理是青春期普遍存在的一种个性心理特征。这种特征主要表现为对一切外在力量予以排斥的意识和行为倾向。他们会态度强硬、举止粗暴,对他人漠不关心、冷淡相对,同时,还会有反抗迁移的表现,即把对某人或某事的反抗迁移到他人或他事之上。

（五）情绪的发展

青少年的情绪发展表现出半成熟、半幼稚的特点。他们的情绪体验还远不如成人那么稳定,表现出鲜明的两面性,即强烈、狂暴性与温和、细腻性共存,可变性和固执性共存,内向性和表现性共存。

（六）人际交往的发展

青少年在人际交往方面主要表现为以下特点:(1)逐渐脱离团体的交往方式。进入青春期以后,他们的交友范围逐渐缩小,最好的朋友一般是一至两个。(2)朋友关系变得日益重要。(3)与异性朋友之间的关系起初以一种相反的方式表达,后期逐渐开始融洽相处,并开始对异性产生兴趣,萌生了对爱情的憧憬。(4)与父母关系的变化主要表现为在情感、行为及观点上与父母脱离,父母的榜样作用开始削弱。

二、孤独症青少年的青春期

（一）生理的发展

孤独症青少年在生理发展上与正常发展青少年无明显差异。进入青春期以后,他们身体的各项机能也开始了第二次迅速发育。孤独症青少年的身高、体重迅速增加,内脏器官的功能也开始增强。同时,他们的性器官及性功能也开始发育,并出现第二性征。

但是,在运动能力上,孤独症青少年与正常发展的青少年相比存在明显差异。他们的运动能力相对较差,即运动速度缓慢、运动平衡性和灵敏性差、力量和耐力不够。

（二）认知的发展

1. 感知觉的发展

感知觉的发展对孤独症青少年而言是最基本也是最重要的。感觉与知觉既有分工又有整合，无论哪个出现了问题，另一个势必会受到影响。而感知觉统合失调是孤独症青少年发展中的一个主要障碍，主要表现为本体感觉不良、身体协调障碍（如大运动和精细动作笨拙、平衡能力差等）、空间感知障碍（如对空间距离、方位方向辨别不清等）、触觉防御障碍（即防御过强或防御过弱）、视听障碍（如无法做到视觉追物、听觉敏感性异常等）等。

2. 记忆力的发展

与正常发展的青少年相比，孤独症青少年缺乏对事物之间联系的理解，他们对特殊对象或迷恋对象的记忆力增强，对数字或文字等的机械记忆较好，程序性记忆却很差。在工作记忆容量上，孤独症青少年的表现不如正常发展青少年，并且自由回忆的能力也很差。

3. 思维发展

孤独症青少年思维的发展要明显落后于正常发展的青少年。由于语言和智力的落后以及社会性发展的不足，他们在思维的想象性和逻辑性等方面很难有进一步的提升。孤独症青少年的思维比较刻板，他们往往执着于自己制定的规则和自己认定的观点，不能灵活看待事物的两面性,较为偏执。

（三）语言的发展

研究表明,50%的孤独症个体永远不能获得功能性语言,而获得功能性语言的孤独症个体在临床上会表现出异常的语言特征。在语言的发展上,孤独症青少年具体表现为语言发展迟缓或缄默、回声式语言(即重复别人说过的话)、创造特异新词、代词逆转与回避(即"你""我"混乱)、语言韵律失调(语调比较单调平板)和缺乏有效交流。

（四）个性特征的发展

孤独症青少年智力和言语的发展较为滞后。因此,在个性特征的发展上,他们很难像正常发展的青少年那样有健全的个性特征。另外,他们存在刻板的行为、兴趣和活动。由于孤独症青少年也会遇到生理和心理发展不平衡的问题,在言语沟通上也有困难,常常难以通过表达自己的想法来使愿望得到满足。如果成人无法理解孤独症青少年的想法,一味强迫他们做事情,他们可能会反抗,进而出现暴力行为,如攻击他人和自伤。

（五）情绪的发展

孤独症青少年的情绪很不稳定。他们经常会自发地哭泣或大笑,喜怒哀乐时常转变。由于言语沟通能力有限,他们很难自如地表达自己的意愿或心情,挫折感无处发泄,只能通过异常的情绪和行为表现出来。

（六）人际交往的发展

孤独症青少年人际交往的发展相对比较落后。程度较轻的孤独症青少年具有简单的人际交往能力，程度较重的则几乎无法与任何人开展人际交往。人际交往能力主要体现在社交互动和语言沟通等方面，而孤独症最核心的特征就是社交沟通缺陷，这些缺陷严重地影响了他们人际交往能力的发展。

1. 与父母的关系

孤独症个体在婴幼儿时期就缺乏对母亲的依恋之情，到了青少年阶段，他们与父母的关系依然很淡薄，极少出现亲密行为，更缺乏情感上的交流。加之青春期生理上的变化，他们会出现反抗行为。

2. 与同伴的关系

由于孤独症青少年不懂得如何与别人交往，不会用正常的方式表达自己的想法和感受，加之兴趣狭隘、行为刻板、缺乏解读别人心理的能力，因此他们很少有自己的朋友，以至于自己内心的喜悦和快乐无法与别人分享，悲伤和痛苦也不会向别人诉说。这就给孤独症青少年建立正常的同伴关系带来了严重困难，使得他们很难正常表现出在同伴关系的建立过程中所需要的模仿、学习以及合作、分享等行为。

3. 社交互动

社会交往障碍是孤独症的核心障碍之一。社会交往需要语言、情感、智力等因素的相互配合，而孤独症青少年在这些方面是欠缺的,因而他们很难在情感或行为上与他人进行正常有效的沟通。孤独症青少年通常会表现出缺乏情感联系、回避与他人的目光接触、对外界刺激不敏感、对环境缺乏兴趣等。

第二部分　孤独症青少年的游戏活动

本章针对正常发展青少年的身心发展特征和孤独症青少年的特殊性,设计了40个游戏活动,这些游戏活动涉及青少年的认知、语言、动作、情绪和社会性等方面,适用于轻度孤独症青少年。

1. 游戏名称:模仿游戏。

游戏准备:动画短片。

游戏场所:教室或活动室。

游戏规则:让游戏参与者模仿一个动画片的片段,内容要包含简单的动作和对话,然后让其他参与者对他们的表现进行评价。

游戏目标:在令人轻松愉快的活动中提高孤独症青少年的模仿能力及身体协调能力。

游戏功能:培养孤独症青少年的观察能力、模仿能力和语言表达能力。

游戏评价:在模仿游戏中,孤独症青少年可以充分运用头脑中事物的表象进行模仿,此外,该游戏还可以培养他们的基本生活技能。

游戏小贴士:游戏开始前给游戏参与者播放一段动画短片,并告诉他们要认真观看动画片,一会儿会让他们模仿,游戏过程中不要干扰,要让他们自由表现,游戏后让他们互相进行评价。

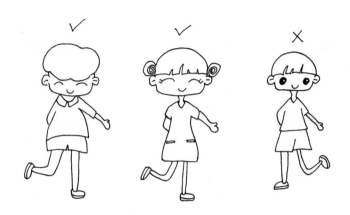

2. **游戏名称**:作品展览会。

游戏准备:彩笔和纸。

游戏场所:教室或活动室。

游戏规则:先让游戏参与者用彩笔在纸上作画,然后将自己的作品展示给大家,让他们通过观察彼此的作品来表达自己的看法和喜好。

游戏目标:提高孤独症青少年的细节观察能力和语言表达能力。

游戏功能:提高孤独症青少年对美的鉴赏能力。

游戏评价:让游戏参与者通过观察彼此的绘画作品表达他们的感想,这既可以发展他们的观察能力和想象能力,也可以培养他们的好奇心。

游戏小贴士：首先让游戏参与者每人用纸和笔画画，画图过程中不要干涉他们，让其自由发挥，然后让他们展示自己的作品并互相评价，表达自己的看法。游戏结束后提醒他们将作品和画画工具整理好。

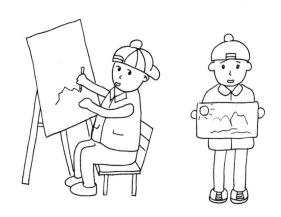

3. **游戏名称**：编花篮。

游戏准备：无。

游戏场所：操场或空地。

游戏规则：3～4 人围成一圈，每人伸出右脚，互相勾叠。由一人宣布"预备——走"后，游戏参与者用左脚按顺时针方向单脚跳，边跳边说儿歌。右脚相勾时，必须一个挨一个地勾着小腿，每个人的动作应同步进行，跳动中谁的脚落地谁就被淘汰。

游戏目标：使孤独症青少年理解合作的意义。

游戏功能：培养群体合作意识，锻炼孤独症青少年的下肢力量，促进他们四肢活动的协调性。

游戏评价：通过游戏让孤独症青少年体验到合作的快乐，并理解合作的意义。

游戏小贴士:游戏前先教授游戏规则,游戏过程中让他们一边说儿歌一边做游戏,同时一定要告知他们注意安全,游戏结束后让游戏者表达自己的感受,引导他们理解合作的意义。

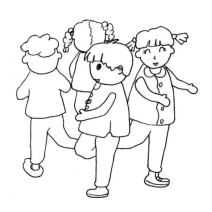

4. **游戏名称:**小小守门员。

游戏准备:足球若干。

游戏场所:操场或空地。

游戏规则:将游戏者分成甲、乙两队,各排成一列横队,间隔 6 米相对站立,各队队员左右间距 1 米。甲队每人脚下放一个球,乙队队员双腿开立,与左右同伴脚抵脚。游戏开始,甲队队员同时踢球射门,乙队进行堵截(用手接球或用脚挡球并踢回),如射门成功(球通过乙队防线),射进 1 个球得 1 分,教师记下总分。然后甲、乙两队互换位置,交换射门、守门,射进球多的队获胜。

游戏目标:培养孤独症青少年的肢体协调能力及反应敏感性。

游戏功能:训练孤独症青少年踢球和控球的能力。

游戏评价：提醒游戏参与者射门时必须站在线外，只能用脚踢，守门员不得离开守门区去堵截，该游戏可以增强孤独症青少年的合作意识和责任意识。

游戏小贴士：游戏开始前向游戏参与者分发足球并讲明游戏规则，游戏过程中鼓励他们掌控足球并及时做出调整，游戏结束后让他们对自己的表现进行评价，并提醒他们整理好游戏物品。

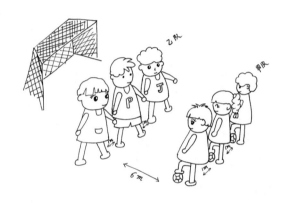

5. **游戏名称**：跳绳。

游戏准备：大绳一根。

游戏场所：操场或空地。

游戏规则：两个人摇绳，其他人跳绳，如被绳子绊住则被淘汰。

游戏目标：锻炼孤独症青少年的肢体协调能力，增强他们的下肢肌肉力量，提高关节的灵活性，培养他们的合作意识。

游戏功能：促进孤独症青少年的骨骼发育。

游戏评价：跳绳对长高有帮助，人在跳绳时，以下肢弹跳和后蹬动作为主，手臂同时摆动，腰部则配合上下肢活动而扭动，腹部肌群收缩帮助提腿。同时,跳绳时呼吸加深,胸背、膈部所有与呼吸有关的肌肉都参加了活动。因此,在跳绳时大脑处于高度兴奋状态,经常进行这种锻炼,可增加脑神经细胞的活力,有利于提高思维能力。

游戏小贴士:游戏前先讲解并演示如何跳大绳,并告知注意事项,游戏过程中让游戏参与者一个接着一个地跳,如果被绳绊住则自动淘汰,游戏结束后可以相互交流感受。

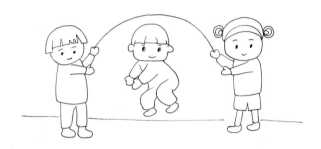

6. 游戏名称:寺钟。

游戏准备:小旗子或帽子。

游戏场所:操场或空地。

游戏规则:先指定或用抽签的方法确定一个带头人,这个人在游戏中叫"钟舌头",站在圆圈中间。其他人手拉手围成一个圆圈,这就算"寺钟"。游戏开始后,做"寺钟"的人沿着圆圈慢慢移动,一边走一边唱,有时候向左走,有时候向右走。这时,"钟舌头"用力拉开某两个人的手,想打破钟壳跑到圆圈外面去。如果这次不成功,可以再试两次。在离"寺钟"50米的地方放一面小旗,或一顶帽子,"钟舌头"一冲出圆圈,就尽快跑到放小旗或帽子的地方去,站在圆圈上的人,要尽快追上他。"钟舌头"拿到小旗以后,追的人就不能再拍他了,如果"钟舌头"在没拿到小旗以前被人拍到了,他就和拍他的人互换位置,如果"钟舌头"没有被人拍到,那么大家回到原位,"钟舌头"仍然站在圆圈当中,游戏重新开始。

游戏目标:培养孤独症青少年的观察力、反应敏捷性及身体协调性。

游戏功能:培养游戏参与者的观察能力、肢体协调能力和反应能力,加快运动速度,提高身体素质。

游戏小贴士:游戏开始前将游戏材料准备好并妥善布置好,教师要向游戏者讲明游戏的规则,游戏过程中鼓励游戏者相互配合并快速做出反应,游戏结束后共同讨论游戏的收获并整理好游戏材料。

至少 20 人参加游戏,参加的人越多越好。

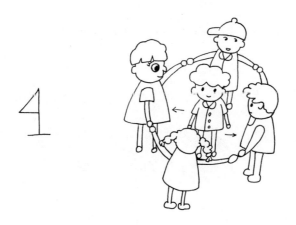

7. 游戏名称:过家家。

游戏准备:娃娃家游戏玩具。

游戏场所：活动室。

游戏规则：根据不同的场景请游戏参与者自选角色,然后分角色模仿现实中生产、生活、交际的过程。

游戏目标：学会角色互换。

游戏功能：模仿生活场景,引导孤独症青少年了解社会生活,通过角色互换加深亲子关系,促进他们对情绪情感的认识和理解。

游戏评价：通过角色互换可以引导孤独症青少年亲身体会不同的社会角色,促进他们情绪情感的发展,培养他们的社会责任意识。

游戏小贴士：游戏开始前给游戏参与者讲明各个玩具的用途以及各自的角色分工,游戏过程中不要干涉,让他们自由玩耍,并鼓励他们积极地处理各项事务,游戏结束后提醒他们整理好玩具并表达自己的感受以及在游戏中的收获。

附儿歌。

> 我来做爸爸呀,你来做妈妈
>
> 我们一起来呀,来玩过家家
>
> 炒小菜炒小菜,炒好小菜吃饭啦
>
> 小菜炒好了呀,味道好极了呀
>
> 娃娃肚子饿了,我来喂喂他

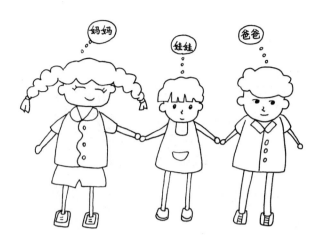

8. **游戏名称**：挑棋子。

游戏准备：棋盘、棋子。

游戏场所：教室或活动室。

游戏规则：

两个人分别将四块石子或四根小棒放在自己的位置上(如图所示)，抓阄或猜拳决定谁先走，双方设法进入对方两子的中心位置挑(吃)相邻的两子，直到把对方的子挑(吃)完为止。

游戏目标：提高孤独症青少年的思维灵活性和注意稳定性。

游戏功能：训练青少年的思维灵活性。

游戏评价：棋类游戏对游戏者思维的发展有促进作用，研究证明棋类游戏有利于培养人们积极思考并解决问题的能力。

游戏小贴士：游戏开始前将游戏材料准备好并向游戏者讲明游戏的规则，游戏过程中鼓励游戏者积极地思考并解决问题，不要过多地干涉或教导他们，让他们自己想办法，游戏结束后让游戏参与者自我总结。

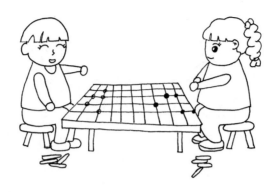

9. **游戏名称**:快快填空位。

游戏准备:鼓、椅子。

游戏场所:操场或空地。

游戏规则:全体游戏参与者围坐成圆圈,其中留出一个空位。游戏开始,听到教师的击鼓声后,空位两旁的游戏者开始手拉手跑步去找圆圈中任何一个人,找到后手拉手请他到空位上。新空位两旁的游戏者也同样拉着手去找圆圈内的任何一个人,游戏反复进行,直到鼓声停止,哪个空位两旁的两名游戏者没有找到朋友,就请他们暂时停止游戏。

游戏目标:提高孤独症青少年的反应敏捷性。

游戏功能:这是合作游戏,可以培养孤独症青少年的合作意识。

游戏评价:此游戏可以提高孤独症青少年的观察能力、合作能力和反应速度等。

游戏小贴士:游戏开始前让游戏者一起动手将椅子摆好,并把游戏规则讲给他们,游戏过程中鼓励游戏者认真观察、共同合作、迅速做出反应,游戏结束后提醒他们整理好道具。

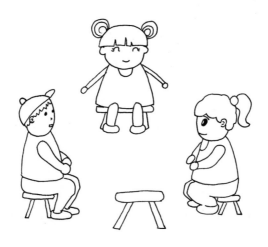

10. **游戏名称**:斗鸡。

游戏准备:无。

游戏场所:操场或空地。

游戏规则:在地上标记一个圆圈,作为游戏区域。两个人边单脚跳边用双手推对方的手掌,把对方推出圈者为胜。不得推手掌以外的部位或拉拽对方,但可以躲闪。

游戏目标:提高孤独症青少年的平衡能力。

游戏功能:通过游戏训练平衡能力、体力和耐力。

游戏评价:让游戏者在坚持中提高平衡能力并培养毅力,体会游戏带来的乐趣。

游戏小贴士:游戏开始前给游戏者讲清楚游戏规则,并提醒他们严格遵守,游戏过程中鼓励他们坚持,游戏结束后鼓励他们做事情要有恒心和毅力。

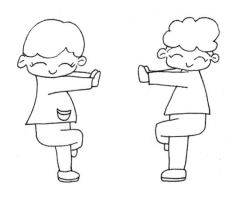

11. **游戏名称**:泡泡糖。

游戏准备:主持人召集若干人上台,人数最好是奇数。

游戏场所:教室或活动室。

游戏规则:大家准备好后,主持人喊"泡泡糖",大家要回应"粘什么",主持人随机想到身体的某个部位,台上的人就要两人一组互相碰触主持人说的部位。比如,主持人说左脚心,那么台上的人就要两人一组把左脚心相接触,而没有找到同伴的人被淘汰出局。当台上的人数剩下偶数时,主持人要充当一人站在其中,使队伍人数始终为奇数,最后剩下的两人胜出。

游戏目标:培养孤独症青少年的反应敏捷性,加强对身体的认识。

游戏功能:此游戏可以训练青少年身体协调性发展,培养其合作能力。

游戏评价:通过游戏,提高了孤独症青少年的反应速度,增强了团结互助能力。

游戏小贴士：游戏开始前要向游戏参与者讲解游戏的规则并指导他们认识身体的各个部位，游戏过程中鼓励他们灵活运动身体的各个部位并迅速做出反应，游戏结束后让他们讨论感受和收获。

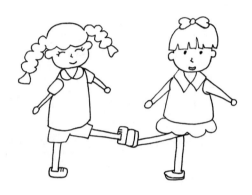

12. **游戏名称**：顶气球比赛。

游戏准备：气球一个、绳子一条。

游戏场所：操场或空地。

游戏规则：两组对抗（每组一般为 3~7 人），游戏开始前先沿场地的正中间将绳子拉开（像网球网一样），然后双方排开用头往对方场地顶球，哪方球先落地哪方输。

游戏目标：提高孤独症青少年的身体协调及反应能力。

游戏功能：训练身体协调控制能力。

游戏评价：通过游戏能够提高孤独症青少年身体的协调能力、动作的反应速度，培养他们的团队合作意识。

游戏小贴士：游戏开始前让游戏者共同准备材料并布置游戏场

地,游戏过程中鼓励游戏者尽力去用头顶球,判断球的方向并控制好自己的力度,从而用头接住球,游戏结束后提醒游戏者整理好游戏材料。

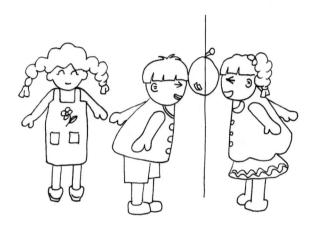

13. **游戏名称**:扮时钟。

游戏准备:白板或墙壁。

游戏场所:教室或活动室。

游戏规则:在白板或墙壁上画一个大的时钟模型,将时钟的刻度标识出来。找三个人分别扮演时钟的秒针、分针和时针,手上拿着三种长度不一的棍子或其他道具(代表时钟的指针),在时钟前面站成一纵列(注意是背向白板或墙壁,扮演者看不到时钟模型)。主持人任意说出一个时刻,比如 3 时 45 分 15 秒,要这三个人迅速将代表指针的道具指向正确的位置,指示错误或指示慢的人受罚。可重复玩多次,亦可有一人同时扮演时钟的分针和时针。

游戏目标:提高孤独症青少年的合作能力。

游戏功能：该游戏可以发展孤独症青少年的空间知识和方位知觉,培养孤独症青少年的表象思维能力,激发合作意识。

游戏评价：扮演时钟的秒针、分针和时针能很好地训练孤独症青少年的反应能力和合作能力,增强他们的合作意识和合作责任感。

游戏小贴士：游戏开始前将游戏材料准备好并布置好游戏设施,给游戏者讲明游戏规则,游戏过程中可以适当提示游戏者指针的位置,鼓励他们相互配合,游戏结束后请游戏者谈自己的体会和感想,并提醒他们整理好游戏材料。

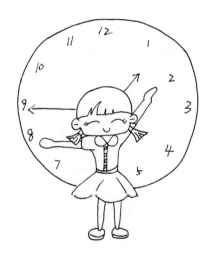

14. 游戏名称：丑小鸭赛跑。

游戏准备：气球。

游戏场所：操场或空地。

游戏规则：用膝盖夹住气球进行接力赛跑,快者为胜。气球不能落地,不能夹破。

游戏目标:提高孤独症青少年的肢体灵活控制能力。

游戏功能:锻炼下肢控制能力。

游戏评价:夹气球能够很好地锻炼孤独症青少年的肢体控制能力并培养他们的耐力。

游戏小贴士:游戏开始前将气球吹好气,并给游戏者讲明游戏规则,游戏过程中提醒游戏者用双腿夹紧气球并鼓励他们奋力向前跑,游戏结束后给他们讲解运动对身体健康的好处。

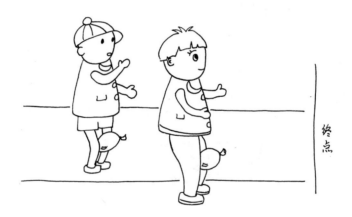

15. **游戏名称**:瞎子穿拖鞋。

游戏准备:拖鞋。

游戏场所:操场或空地。

游戏规则:将游戏者分成若干组,各组轮流派出一人。把拖鞋放在起点前方5步的地方,回到起点蒙上眼睛原地转3圈后出发。要求能够准确前进5步,第6步穿拖鞋,穿上拖鞋较多的一组获胜,游戏中本组人员可以提示游戏者。

游戏目标：培养孤独症青少年的空间感知能力。

游戏功能：训练孤独症青少年的空间感知能力和语言理解能力，培养他们的平衡感。

游戏评价：通过观察确定拖鞋的大致位置，然后利用空间感知能力寻找鞋子，可以训练孤独症青少年的空间感知能力。

游戏小贴士：游戏开始前将游戏设施布置好并给游戏者讲明游戏规则，游戏过程中由于要蒙住游戏者的眼睛，因此进行游戏时一定要确保安全，游戏结束后将拖鞋整理好。

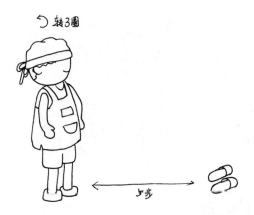

16. **游戏名称：**三人抱成团。

游戏准备：令人愉快的音乐。

游戏场所：活动室或操场。

游戏规则：每次 10 人参与活动，在乐曲中听主持人的口令"三人抱成团"，游戏者在最短的时间内找到 2 人抱好，剩下的一个人被淘汰。主持人可按实际情况喊口令。

游戏目标:培养孤独症青少年对指令的反应能力。

游戏功能:训练孤独症青少年的观察能力、反应能力以及果断做出抉择的能力。

游戏评价:通过听到主持人给出的口令后迅速做出反应,可以检测孤独症青少年的反应能力以及决断能力。

游戏小贴士:游戏开始前对游戏进行说明,游戏过程中给出的指令要明确清晰,并鼓励游戏者迅速做出反应;游戏结束后让游戏者讨论玩游戏的感受。

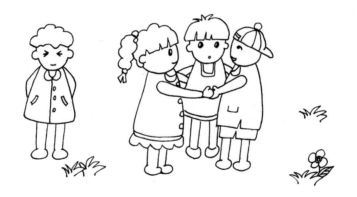

17. **游戏名称**:动作接龙。

游戏准备:无。

游戏场所:操场或空地。

游戏规则:两人上场比试,由一方先做一个动作,对方跟着做,再加上自己的一个新动作,依此类推,如果接不上就出局。

游戏目标:提高孤独症青少年的动作模仿能力和反应能力。

游戏功能：训练孤独症青少年的动作模仿能力和记忆能力。

游戏评价：通过游戏活动提高孤独症青少年的观察能力、动作协调能力和记忆能力。

游戏小贴士：游戏开始前给游戏者讲明游戏的规则，游戏中使游戏者体会到游戏的乐趣，同时认识到记忆的重要性。

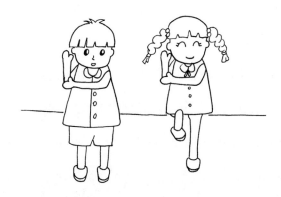

18. **游戏名称**：万里长城。

游戏准备：无。

游戏场所：操场或空地。

游戏规则：

(1)游戏者围成一圈，向右转，双手搭住前面一人的双肩，要求所有人注意听口令(比如叫停就停，叫跳就跳，叫坐就坐，坐时前一人要坐在后一人腿上，叫走就走)，听到后必须按口令做，否则受罚。

(2)游戏开始，所有人听口令往前走，"1——2——1，1——2——1"，"1——2"一坐，第一次一般会有人跌倒或者不坐下，不坐下的受罚。

（3）让大家依然双手搭住前面一人的双肩，但距离缩短，再试一次，所有人都坐住了，开始倒数"10——9——8——……1"，站起。

（4）游戏者双手搭住前面一人的双肩，再试一次，应该都能坐稳了。

游戏目标：增强孤独症青少年的责任感和合作能力。

游戏功能：训练孤独症青少年听指令做动作的能力和平衡能力，增强对他人的信任感。

游戏评价：可以让孤独症青少年享受团队合作的快乐，在轻松的氛围中增进对他人的了解，意识到合作的重要性。

游戏小贴士：游戏开始前讲明游戏规则，游戏过程中要时刻提醒游戏参与者注意安全。

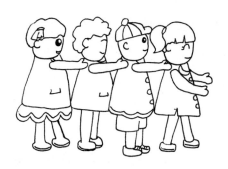

19. 游戏名称：衔纸杯传水。

游戏准备：纸杯、水和小水缸。

游戏场所：活动室或室外空地。

游戏规则：8 人一组，共 16 人，分两组同时进行比赛。另有两人辅助每队第一人将水倒入衔在嘴里的纸杯内，再一个个传递至下一个人的纸杯内,最后一人将纸杯内的水倒入一个小缸内。在限定的五分钟内,哪组缸内的水多,哪组就获胜。

游戏目标:提高孤独症青少年的协作能力。

游戏功能:锻炼孤独症青少年的配合能力,增进对他人的亲近感。

游戏评价:通过用嘴衔着纸杯传递杯中的水,可以很好地锻炼头部、颈部及嘴部肌肉的灵活性,传递过程则锻炼了孤独症青少年的合作能力。

游戏小贴士:游戏开始前要让游戏参与者共同准备材料、布置游戏设施,并向他们讲明游戏规则,游戏过程中要提醒游戏者相互配合、相互信任,游戏结束后给游戏者讲解合作的重要性,并让他们讨论游戏过程中的收获。

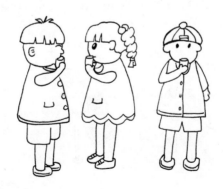

20. **游戏名称**:踢毽子。

游戏准备:毽子。

游戏场所:操场或空地。

游戏规则:5～10人围成一个圆圈,由一人先开始将毽子踢出去,然后喊出一个人的名字,由他接着将毽子传递给下一个人,如此循环,如果哪个人没接住毽子,则视为失败,退出游戏,最后留在场上的人即为获胜者。

游戏目标:培养孤独症青少年的腿部运动能力、注意集中能力和反应敏捷性。

游戏功能:发展腿部大肌肉运动能力、注意集中能力和对物体位置的准确判断能力。

游戏评价:通过传递毽子可以训练孤独症青少年的呼叫反应能力、对毽子的集中注意能力和准确判断能力。

游戏小贴士:游戏开始前给游戏参与者讲明游戏规则,因为是喊名字传毽子,所以游戏过程中要时刻提醒他们保持警惕,防止注意力不集中或注意的持续时间较短,游戏结束后整理好游戏物品。

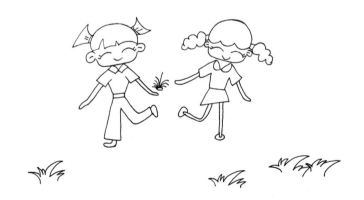

21. **游戏名称**:青蛙跳水。

游戏准备:乒乓球、小碗和水。

　　游戏场所:教室或活动室。

　　游戏规则:在地上画一条线,将一碗水放置在离线三米远的位置,每人站在线外,将手中的乒乓球扔出去,要求必须弹地两次,并弹入水碗中。进者胜出,再进行角逐,直到只剩下最后一位。

　　游戏目标:培养孤独症青少年的表象思维能力和观察能力。

　　游戏功能:训练孤独症青少年对距离的准确判断能力和对位置的感知能力。

　　游戏评价:通过将球扔出反弹后进入水碗中,让游戏者学会掌控扔球的力度,并把握球扔出后反弹轨迹的规律。

　　游戏小贴士:游戏前准备好乒乓球和一碗水,游戏过程中可以适时地提示或指导游戏参与者如何正确地判断乒乓球反弹的轨迹,并及时做出调整,游戏结束后提醒他们整理好游戏物品。

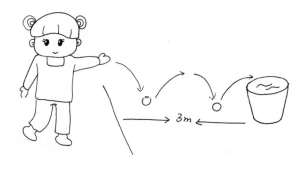

　　22. 游戏名称:动作模仿接龙猜成语。

　　游戏准备:纸、笔。

　　游戏场所:活动室。

　　游戏规则:每组五个人,先由老师在纸上写下一个成语,然后给第一个人看,其他人背对第一个人。第一个人看完成语后,让第二个人转过来,第一个人用动作将他看到的成语传递给第二个人,然后第二个人再将他理解和看到的传递给第三个人,依此类推,直到传递给最后一个人,让这个人猜出这个成语,猜对的获胜。

游戏目标:培养孤独症青少年的记忆能力、理解能力和模仿能力。

游戏功能:通过对动作的记忆和模仿来训练孤独症青少年的记忆力、模仿能力并理解动作所表达的含义。

游戏评价:本游戏可以增强孤独症青少年的创造能力和模仿能力,还可以通过根据动作猜词来训练他们的想象力。

游戏小贴士:游戏开始前,在纸上写好游戏中要猜的成语,游戏过程中,提醒还没有传递到的游戏者不可以转过身或是偷看,而且整个动作传递过程中只可做动作不可以说话,游戏结束后可以让游戏者互相探讨,总结经验。

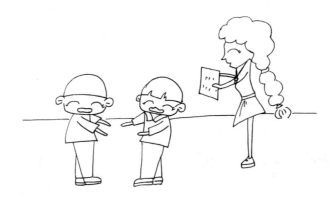

23.游戏名称:一人比画一人猜。

游戏准备:纸、笔。

游戏场所：活动室。

游戏规则：两人一组面对面站好。将写有成语的纸放在一个人的后面，将其呈现给另一个人，另一个人可以用语言和动作来表达给队友，但不可以说出成语中的任何一个字。单位时间内猜词最多的组获胜。

游戏目标：培养孤独症青少年的语言理解能力和表达能力。

游戏功能：训练孤独症青少年的肢体表达能力和对词语的理解能力。

游戏评价：通过一组两个人互相配合，用动作或语言将成语表达的意思传达给对方，可以很好地训练游戏者的发散思维、理解能力和表达能力。

游戏小贴士：游戏开始前在纸上写好需要用到的成语，游戏过程中游戏参与者可以用动作和语言来解释所猜的成语，但是在表达过程中不可以说出成语中含有的任何一个字，游戏结束后可以让游戏者相互交流合作的感受。

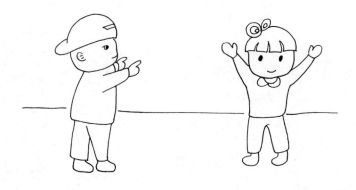

24．**游戏名称**：穿梭跑。

游戏准备：无。

游戏场所：操场或空地。

游戏规则：将游戏者分成人数相等的甲、乙两队,两队前后相距两米站成一路纵队。游戏开始,乙队根据教师的口令(例如,向左转、向右转、双臂前伸等)不断迅速地变换方向做定位操,甲队队员依次在乙队队员之间的空隙穿过做曲线穿梭跑。当甲队队员全部通过后,甲乙两队交换任务。

游戏目标：培养孤独症青少年的肢体灵活性和判断能力。

游戏功能：发展腿部力量,提高肢体灵活性以及反应判断力。

游戏评价：通过奔跑可以训练游戏者腿部的肌肉,增强腿部肌肉的力量。同时,根据指令做出反应可以使游戏者的应变能力得到提高。

游戏小贴士：游戏过程中教师的动作指令要明确清晰,游戏参与者要根据指令进行相应的变换,跑动时也要按要求做曲线跑。

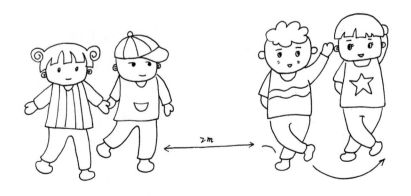

25. **游戏名称**：丢球(包)。

游戏准备：小球一个,在场地上画一个直径为 10 米的圆圈。

游戏场所：操场或空地。

游戏规则：游戏者沿着圆圈面向内围坐,选一人当"丢球人"。游戏开始,"丢球人"在圈外沿逆时针方向奔跑,将球任意丢在圈内一位游戏者的背后,然后继续跑,当跑到此人位置时,用手轻拍一下其背部,被拍者算输。两人互换位置,被拍者捡起球后游戏继续进行。如被拍者发现了背后有球,应立即起身捡起球追赶"丢球人",若中途追上"丢球人",则"丢球人"继续丢球。若跑一圈仍未追上,位置互换,游戏继续进行。

游戏目标：提高游戏参与者反应速度和奔跑能力。

游戏功能：增强四肢力量,提高反应能力。

游戏评价：此游戏可以锻炼游戏参与者的感知力以及奔跑能力,发展他们的腿部力量。

游戏小贴士：在游戏追逐的过程中,一定要提醒游戏参与者在追逐时不可以有任何身体上的碰撞,以确保安全。

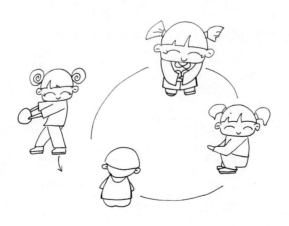

26. **游戏名称**：二人三足。

游戏准备：布带两条、小旗两面。在场地上画一条起跑线，在距线 20 米处并排插两面小旗。

游戏场所：操场或空地。

游戏规则：将游戏者分成人数相等的两队，各成两路纵队站在起跑线后。每队第一组用布带把两人内侧脚的踝关节处绑在一起，内侧手臂互相搭肩，准备起跑。游戏开始，教师发令后，每队第一组立即向前跑，绕过小旗跑回到起跑线，把布带解开交给第二组。游戏照上述方法依次进行，每人轮流跑一次，先跑完的队胜。

游戏目标：培养孤独症青少年的协作能力，使其动作协调敏捷。

游戏功能：发展孤独症青少年腿部的运动能力，提高身体的协调性，同时训练其协作能力。

游戏评价：通过将两人的腿捆绑在一起协作向前走，可以很好地训练游戏参与者的合作能力以及协调能力。

游戏小贴士：游戏开始前让游戏参与者共同准备游戏材料并布置游戏场地，游戏过程中一定要确保安全，此外对于协调不好的组可以提示他们通过喊口号的方式来增强协调能力。

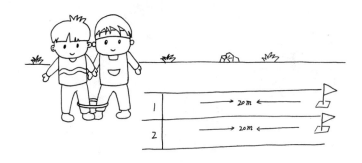

27. 游戏名称：喊数抱团。

游戏准备：无。

游戏场所：操场或空地。

游戏规则：游戏者沿圆圈跑步或在行进间做操，教师突然喊出随机的一个人数，如"2 个"或"3 个"，游戏者听到数字后，立即与临近的同伴按所喊出的人数抱成一团。

游戏目标：训练注意集中能力及反应敏捷性。

游戏功能：训练孤独症青少年的指向性注意力以及对口令快速反应的能力。

游戏评价：此游戏不仅可以培养游戏者的指向性注意力，还可以训练他们对相应的数字做出正确判断并正确实施指令的能力，提高他们的反应的灵敏度。

游戏小贴士：游戏开始前要向游戏参与者说明游戏规则，游戏过程中教师喊口令一定要清晰明确，不能让游戏者误解，要鼓励游戏者对口令迅速做出反应。

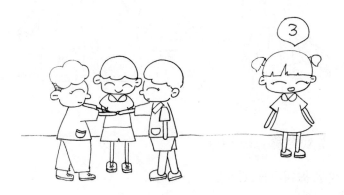

28. **游戏名称**:猜数字。

游戏准备:一张纸和一支笔。

游戏场所:教室或活动室。

游戏规则:先由一个人随意写一个数字,然后大家在1～100间进行猜测。每猜一次范围缩小一次,最后猜中的人接受惩罚。下一轮由受罚者写数字,依次循环。

游戏目标:培养孤独症青少年的思维灵活性。

游戏功能:训练孤独症青少年思维的灵活性以及判断能力。

游戏评价:通过缩小数字提示范围,可以让游戏者在头脑中对数字做出判断,猜测出一个数字,从而进一步缩小范围,游戏带有一定的概率性,趣味性较强。

游戏小贴士:游戏开始前先在纸上写一个数字,游戏过程中除了在猜数后给出高低的提示之外不可以有其他任何提示。

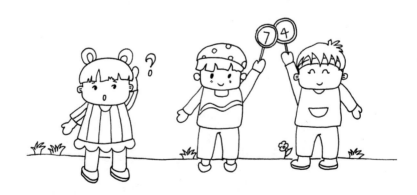

29. **游戏名称**:珠行万里。

游戏准备:筷子、玻璃球、小篮子。

游戏场所：教室或活动室。

游戏规则：将游戏者分成两队，每队第一个人将球放在两根筷子的一头，使其平稳地从一头滚动到另一头，然后由下一位队友用筷子接住，还是使其从一头滚动到另一头，由下一位队友继续接传，直到最后一名队员将球平稳地运送到小篮子中。单位时间内哪一队运送的玻璃球多，哪一队获胜。

游戏目标：培养孤独症青少年的注意集中能力，发展运动协调能力。

游戏功能：训练孤独症青少年集中注意以及手部精细动作能力。

游戏评价：这是一个团体游戏，需要队友之间相互配合，可以培养游戏者团体协作的能力。

游戏小贴士：游戏开始前准备好游戏材料并说明游戏规则，使游戏者明确是用两根筷子做轨道运送玻璃球，而不是用筷子夹球，游戏过程中用两只手控制好筷子之间的宽度，游戏结束后整理材料并讨论游戏的收获。

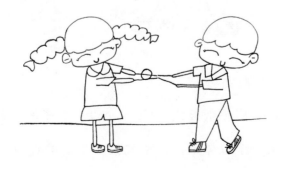

30. **游戏名称:**背夹球。

游戏准备:气球或皮球。

游戏场所:操场或空地。

游戏规则:两人一组,从起点开始,背对背夹球向终点走,先到者获胜。中途球不能掉在地上,若中途掉球,则从起点重新开始。

游戏目标:培养孤独症青少年的运动能力和协作能力。

游戏功能:训练孤独症青少年的躯体运动能力,增强合作意识。

游戏评价:背部夹球向前运动可以锻炼到平常不太容易活动得到的背部肌肉,使躯干得到锻炼。

游戏小贴士:游戏开始前要求游戏者准备好游戏材料并说明游戏规则,游戏过程中要提醒游戏者只能两人合作用背部将气球运送到终点,不可以使用身体的其他部分,游戏结束后要将破碎的气球清理干净。

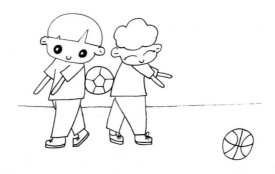

31. **游戏名称:**贴鼻子。

游戏准备:一张硬纸板,上面画一个没有鼻子的大象,再用一块硬纸板,上面画一个象鼻子。在距大象 2 米远的地方画一条白线,作为起点线。

游戏场所：教室或活动室。

游戏规则：游戏开始，游戏者手拿象鼻子站在白线外，用毛巾蒙住眼睛。蒙好后，向大象走去，走到自认为可以摸到大象的地方站好，然后把手中的象鼻子向大象头上贴去，只能贴一次。把鼻子贴在正确位置上的获胜。

游戏目标：培养孤独症青少年的方向感和方位判断力。

游戏功能：训练孤独症青少年的方位识别能力。

游戏评价：走向大象的过程可以训练游戏参与者对方位的识别和判断能力，贴鼻子的过程可以发展他们的逻辑思维能力。

游戏小贴士：游戏开始前让游戏参与者一起准备游戏材料并布置好游戏场景，因为要蒙住眼睛，游戏过程中一定要排除游戏场地中的一切不安全因素，避免出现危险，游戏结束后提醒游戏参与者将游戏材料收拾好。

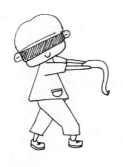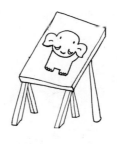

32. **游戏名称**：矮人赛跑。

游戏准备：两个实心球。

游戏场所:操场或空地。

游戏规则:教师在场地上画两条相距 15 米的平行线作为起点线。将游戏者分成人数相等的两队,各队又分成甲、乙两组,各成纵队相对站在两条起点线后,队与队的间隔为 3 米。游戏开始,各队甲组排头持半蹲姿势,用胸、腿把实心球夹在腹部放开手做好准备,待教师发令后,迅速跑向本队乙组处,把球交给乙组排头后站到乙组队尾。乙组排头按照同样方法跑出,直至全队做完,先完成的队胜。

游戏目的:培养孤独症青少年的身体运动协调能力。

游戏功能:训练孤独症青少年的下肢力量,练习半蹲跑。

游戏评价:下蹲式跑可以有效地锻炼游戏者的腿部力量及身体的协调性。

游戏小贴士:游戏开始前准备好游戏材料并说明规则,游戏过程中提示游戏参与者球要夹住不可以掉在地上,并在此基础上尽可能快速地向前奔跑,游戏结束后提醒游戏者整理好球。

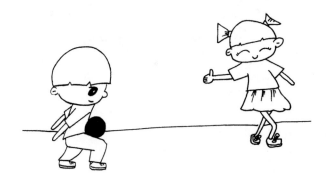

33．**游戏名称**：指部位。

游戏准备：无。

游戏场所：教室或活动室。

游戏规则：游戏参与者用食指指着自己的鼻尖，连续不间断地给自己下达七个口令，如"眼睛——耳朵——头发——嘴巴——眉毛——牙齿——喉咙"等，在下达每个口令的同时，食指必须指向错误的部位。七个口令中只要有一个口令言行一致，则为失败。

游戏目标：培养孤独症青少年的反应敏捷性和逻辑思维能力。

游戏功能：训练孤独症青少年的逻辑思维能力和动作反向协调能力。

游戏评价：本游戏是言行不一致的游戏，也就是游戏者思想和行为要相反，可以很好地训练游戏者的快速反应能力。

游戏小贴士：在游戏过程中发令者在下达口令的时候要清晰明确而且要连续不间断，速度不可太快也不可太慢，速度适中才能达到游戏的效果。

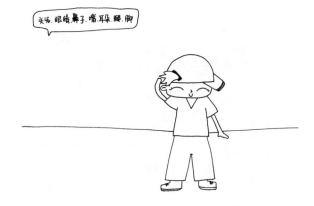

34. **游戏名称**：踩气球。

游戏准备：气球若干。

游戏场所：操场或空地。

游戏规则：游戏参与者两人一组，每人左右脚腕上各系一只气球，两个人手拉手围成一个圆圈。游戏开始，齐跳三步一踢的舞步，数次后，主持人吹哨，大家迅速解散，相互踏踩气球，每组两只全爆后自觉下场。最后剩下的一组获胜。

游戏目的：发展孤独症青少年的运动协调能力。

游戏功能：训练孤独症青少年的快速奔跑及快速反应的能力。

游戏评价：通过两人一组互相踩对方脚踝上的气球来训练游戏参与者快速闪躲的能力。

游戏小贴士：游戏开始前组织游戏者将气球充气，并说明游戏规则。游戏过程中要时刻提醒游戏者不可以使用手更不能推拉对手，只能通过脚的移动来踩爆对方的气球，游戏结束后将破碎的气球收拾好。

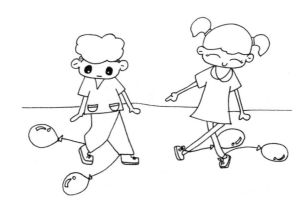

35．**游戏名称**：点球射门。

游戏准备：足球、球门。

游戏场所：操场、足球场或空地。

游戏规则：一个人当守门员，另一个人当射手，射手要想办法将球射进球门，而守门员要守住门，尽力将球抱住或扑出去，不让球进入球门中。

游戏目的：培养孤独症青少年的运动协调能力和方位判断能力。

游戏功能：训练孤独症青少年的反应敏捷性、灵活应变能力及躯体运动能力。

游戏评价：当守门员可以训练游戏者对物体运动轨迹的判断和掌控能力，当射手可以训练游戏者的运动协调能力和空间方位判断能力。

游戏小贴士：游戏开始前准备好游戏需要的足球，并讲明游戏规则，游戏过程中要提醒射手只能用脚来踢球，不可以用身上的其他部位，而守门员可以使用身体的任何部位把球阻挡在球门之外，游戏之后可以让游戏参与者分享各自的经验和体会。

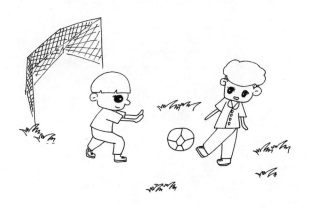

36. **游戏名称**:大鱼网。

游戏准备:无。

游戏场所:操场或空地。

游戏方法:在场地上画出一定范围作"池塘",由 4～6 名游戏参与者做"捕鱼人",剩下的人扮作"鱼",分散在"池塘"里。教师发令后,"捕鱼人"进入"池塘"手拉手做成网捕"鱼",被围住的"鱼"就算被捕捉了。被捕捉到的人立即与"捕鱼人"拉起手来捕捉其他的"鱼",直到把所有的"鱼"全捕完或剩少数"鱼"为止。

游戏目的:培养孤独症青少年的运动协调能力、反应敏捷性及合作意识。

游戏功能:训练孤独症青少年的灵敏性和奔跑能力。

游戏评价:可以训练游戏者的注意转移能力,培养他们的协作精神。

游戏小贴士:游戏开始前给游戏参与者分组,并给每组分配不同的角色任务,游戏过程中鼓励他们尽情地玩耍,尽量不要过多地干涉,让他们体验到游戏的乐趣。

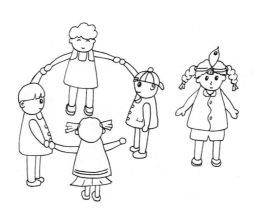

37.游戏名称:拉绳比赛。

游戏准备:绳子。

游戏规则:两人面对面站立,中间画一条线,相距50～60厘米。两人同时握紧一根结实的短绳,然后两人同时用力向后拉,将对方拉过线者为胜。

游戏目标:培养孤独症青少年上肢的运动协调能力。

游戏功能:发展上肢的大肌肉,提高引体向上的专项臂力。

游戏评价:两个人通过一根绳来进行力量的角逐,可以使游戏者的大肌肉得到很好的训练,增强上臂力量。

游戏小贴士:游戏开始前准备好游戏要用到的绳子,然后讲明游戏的规则,游戏过程中提醒双方只能用手拉绳子,不可以违反游戏规则,游戏结束后整理好游戏的绳子。

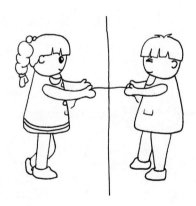

38.游戏名称:大丰收。

游戏准备:塑料筐、网球。

游戏场所:操场或空地。

游戏规则:一人站在投掷线后负责投球,其余人腰间系一塑料筐,站在直径一米的圆内用筐接投出的球,最后累计接球总数判定名次。

游戏目标:培养孤独症青少年的投掷和接球能力。

游戏功能:训练孤独症青少年对物体位置进行判断并及时做出反应的能力。

游戏评价:通过网球反弹的轨迹来判断球的方向,从而迅速做出反应并用腰间的筐来接住反弹过来的球,可以训练游戏者对物体位置做出准确判断的能力。

游戏小贴士:游戏开始前鼓励游戏参与者共同布置游戏设施,并准备游戏材料,游戏过程中可以适当地提示游戏者,以保证他们更好地完成游戏,游戏结束后整理好游戏材料。

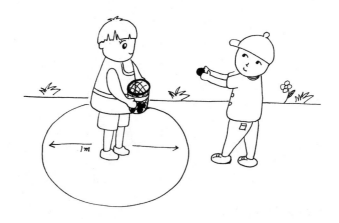

39. **游戏名称**:同舟共济。

游戏准备:木板两块。

游戏场所：操场或空地。

游戏规则：每组 4～5 人，全组参赛队员站在"木板鞋"上，在起跑线后站好。比赛开始，队员协调动作共同前进，以船尾到达终点线为比赛结束，花费时间少的组获胜。

游戏目标：培养孤独症青少年的合作能力。

游戏功能：训练孤独症青少年相互协作的意识和能力。

游戏评价：通过集体踩在一块板上向前运动可以很好地培养游戏者的合作能力和协调能力。

游戏小贴士：游戏开始前鼓励游戏参与者共同布置游戏场地并准备游戏工具，游戏过程中要时刻提醒他们注意安全，在保证安全的基础上鼓励他们共同努力向前走，游戏结束后一起讨论合作的重要性。

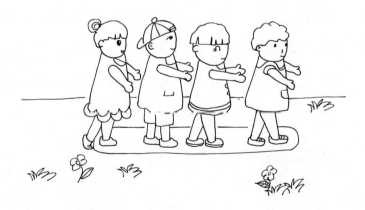

40. 游戏名称：喊号追人。

游戏准备：无。

游戏场所：操场或空地。

游戏规则：在空地上，画一个直径为 10 米的圆圈。游戏者沿着圆圈站好，从排头开始向后从 1 至 4 循环报数，要求每人记住自己的号数。游戏开始，每人按规定方向沿圆圈慢跑，在跑步中听到教师喊某号时，该号数的人立即离队从队外沿圆圈向前疾跑去追赶前边一组的同号人。在跑回原位之前以手触及前面同号者得 1 分，如追不上，跑至自己原位时归队，重新开始。

游戏目标：发展孤独症青少年的运动协调能力及快速反应能力。

游戏功能：训练孤独症青少年的大肌肉运动能力以及对信号快速做出反应的能力。

游戏评价：通过喊出不同的号数来训练游戏参与者快速反应的能力，通过运动奔跑发展他们的大肌肉运动能力，从而让他们拥有健康的体魄。

游戏小贴士：游戏开始前先给每个游戏参与者分配好号数并告诉他们要牢牢记住自己的号数，游戏过程中提示他们注意听口令，在听到自己的号数时要及时做出反应，游戏结束后共同讨论游戏的收获。

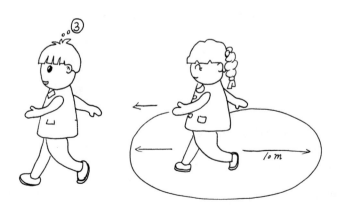

参考文献

[1] 张玉清.青少年青春期身体素质发育的特点[J].体育教学,1988,4:61.

[2] 卢先宝,张鸿仙.儿童游戏大全[M].武汉:湖北少年儿童出版社,1990.

[3] 易杏英.儿童游戏大全(续)——外国、港台儿童游戏精选[M].北京:中国广播电视出版社,1993.

[4] 林崇德.发展心理学[M].北京:人民教育出版社,1995.

[5] Russell J, Jarrold C , Henry L. Working memory in children with autism and with moderate learning difficulties[M]. Jounal of Psychology and Psychiatric, 1996,37(6):673—686.

[6] 邓平,杜俐.体育游戏[M].北京:高等教育出版社,1996.

[7] 鲍泽惠,李崇刚.中外体育游戏大全[M].济南:山东教育出版社,1997.

[8] Russell J,Jarrold C. Memory of actions in children with autism:self versus other[J]. Cognitive Neuropsychiatry. 1999,4:303—331.

[9] 蔡锡元,李淑芳.体育游戏[M].北京:人民体育出版社,2000.

[10] 陶国泰,杨晓玲.走出孤独的世界——儿童孤独症释疑[M].北京:人民卫生出版社,2000.

[11] 林崇德,杨治良,黄希庭.心理学大辞典[M].上海:上海教育出版社,2003.

[12] 楚剑锋,何生金,李暖.体育游戏[M].北京:人民体育出版社,2005.

[13] 郗春艳,麻宏伟,华天懿,赵云静.孤独症患儿婴儿时期的行为特征研究[J].中国当代儿科杂志,2006,8(6):470－472.

[14] Bryson S E. Epidemiology of autism. Journal of Autism and Developmental Disorders. 1996 ,26(2):165－167.

[15] 李晓燕,周兢.自闭症儿童语言发展研究综述[J].中国特殊教育,2006(12).

[16] 罗伯特·费尔德曼著,苏彦捷等译. 发展心理学[M].北京:世界图书出版公司,2007.

[17] 杨明利,袁茵.我国孤独症儿童认知缺陷研究现状[J].中国特殊教育,2008,01(90):68－72.

[18] 戴淑凤,贾梅香,陶国泰.让孤独症儿童走出孤独(修订本)[M].北京:中国妇女出版社,2008.

[19] 邱学青.学前儿童游戏[M].南京:江苏教育出版社,2008.

[20] Uta Frith . Autism, A very short introduction[M]. Oxford University Press Inc (UK). 2008.

[21] Fred R. Volkmar,Lisa A. Wiesner. A practical guide to autism[M]. John Wiley&Sons, Inc(USA).2009.

[22] Barbara Sher. Early Intervention Games[M]. John Wiley & Sons, Inc(USA). 2009.

[23] 林崇德.发展心理学[M].北京:人民教育出版社,2009.

[24] 周祝琴.自闭症儿童认知发展的研究[J].东南大学学报(医学版),2009,1:76－78.

[25] 许浩,廖志红,王红梅.图说民间儿童游戏[M].武汉:华中师范大学出版社,2010.

[26] 王晓萍.儿童游戏治疗[M].南京:江苏教育出版社,2010.

[27] 蓝徒.学龄期自闭症儿童的情绪及社会交往的处理办法.中国孤独症网,2012.

[28] 郭念锋.心理咨询师(基础知识)修订本[M].北京:民族出版社,2012.

[29] 姚维国.体育游戏[M].北京:人民体育出版社,2012.

北京大学出版社
教育出版中心 精品图书